Kohlhammer

Die Autoren und Autorinnen

PD Dr. med. Robert Fleischmann, MHBA, geschfd. Oberarzt Neurologie und stellv. ärztlicher Direktor, Demenzsensibles Krankenhaus, Universitätsmedizin Greifswald.

PD Dr. med. Dorothee Kübler-Weller, Oberärztin Neurologie, Charité – Universitätsmedizin Berlin und NeuroCure Research Fellow.

PD Dr. med. Annerose Mengel, stellv. ärztliche Direktorin Klinik für Neurologie und oberärztliche Leitung des klinikweiten Demenz-Delir Konsilteams Universitätsklinikum Tübingen.

Dr. med. Philip Stötzner, Oberarzt Gerontopsychiatrisches Zentrum der Psychiatrischen Universitätsklinik der Charité im St. Hedwig-Krankenhaus, Leitung AG Klinische Gerontopsychiatrie und -psychotherapie.

Max Zilezinski, M. Sc., GuK, Promovend der Gesundheits- und Pflegewissenschaft und Wissenschaftlicher Mitarbeiter am Institut für Klinische Pflegewissenschaft, Charité – Universitätsmedizin Berlin.

Robert Fleischmann
Dorothee Kübler-Weller
Annerose Mengel
Philip Stötzner
Max Zilezinski

Kliniklinikleitfaden Delir

Delirmanagement interdisziplinär und
multiprofessionell –
Ein Leitfaden für die Kitteltasche

Unter Mitarbeit von Matthias Klein,
Andrea Lohse, Thomas Saller, Georg Ebersbach,
Vincent Molitor, Johanna Seiters, Rebecca Palm,
Thomas Dreher und Felix Neunhoeffer

Verlag W. Kohlhammer

Dieses Werk einschließlich aller seiner Teile ist urheberrechtlich geschützt. Jede Verwendung außerhalb der engen Grenzen des Urheberrechts ist ohne Zustimmung des Verlags unzulässig und strafbar. Das gilt insbesondere für Vervielfältigungen, Übersetzungen, Mikroverfilmungen und für die Einspeicherung und Verarbeitung in elektronischen Systemen.

Die Wiedergabe von Warenbezeichnungen, Handelsnamen und sonstigen Kennzeichen in diesem Buch berechtigt nicht zu der Annahme, dass diese von jedermann frei benutzt werden dürfen. Vielmehr kann es sich auch dann um eingetragene Warenzeichen oder sonstige geschützte Kennzeichen handeln, wenn sie nicht eigens als solche gekennzeichnet sind. Es konnten nicht alle Rechtsinhaber von Abbildungen ermittelt werden. Sollte dem Verlag gegenüber der Nachweis der Rechtsinhaberschaft geführt werden, wird das branchenübliche Honorar nachträglich gezahlt.

1. Auflage 2026

Alle Rechte vorbehalten
© W. Kohlhammer GmbH, Stuttgart
Gesamtherstellung:
W. Kohlhammer GmbH, Heßbrühlstr. 69, 70565 Stuttgart
produktsicherheit@kohlhammer.de

Print:
ISBN 978-3-17-045396-8

E-Book-Formate:
pdf: ISBN 978-3-17-045397-5
epub: ISBN 978-3-17-045398-2

Geleitwort

von Christine Thomas

Mit diesem handlichen Klinikleitfaden zum Delir wird ein alltagstauglicher Begleiter für Kliniker*innen verschiedener Disziplinen, Ärzt*innen, Pflegefachpersonen sowie für alle in der Versorgung chronisch kranker Menschen vorgelegt. Die Notwendigkeit, das Delir im klinischen Alltag zu erkennen und angemessen zu behandeln, ist für die Lebensqualität insbesondere älterer Menschen von entscheidender Bedeutung. Das interprofessionelle Autor*innenteam stellt hier ein pragmatisches Buch vor, das – sehr praxisnah und gut verständlich – kurze klinische Handlungsempfehlungen bietet und so im klinischen Alltag vielfältige Unterstützung bereitstellt, um die Herausforderungen des Delirsyndroms, sei es im Krankenhaus, in stationären oder in ambulanten Einrichtungen (z.B. Pflegeheimen und ambulanten Pflegediensten), gemeinsam zu bewältigen.

Trotz der Kompaktheit kommen alle wesentlichen Grundfesten eines erfolgreichen Delirmanagements zur Geltung. Zudem werden die strukturellen Voraussetzungen klar benannt, die für eine effiziente Umsetzung erforderlich sind. Delirrisikoerfassung als Basis einer individualisierten multimodalen Delirprävention wird prägnant dargestellt, zudem werden verschiedene Möglichkeiten des Delirscreenings erläutert und eingeordnet. Rationale Delirdiagnostik, Differentialdiagnostik und die klinisch neben den im Vordergrund stehenden nicht pharmakologischen Maßnahmen teilweise notwendige medikamentöse Delirsymptomkontrolle finden breite Berücksichtigung mit allen Besonderheiten für vulnerable Patient*innengruppen.

Ich bin überzeugt, dass dieser Leitfaden im Alltag vielfältige Anwendung finden und die Versorgung der Betroffenen nachhaltig verbessern wird.

Stuttgart, im Frühjahr 2025
PD Dr. med. Christine Thomas

Inhalt

Geleitwort **5**
von Christine Thomas

Übersicht über das elektronische Zusatzmaterial **11**

1 Einführung **13**

2 Definition und Klassifikation des Delirs **15**
    2.1   Klassifikation des Delirs nach DSM-5® 15
    2.2   Klassifikation des Delirs nach ICD-10 17
    2.3   Klassifikation des Delirs nach ICD-11 17
    2.4   Literatur 20

3 Pathogenese des Delirs **21**
    3.1   Biomarker 24
    3.2   Literatur 26

4 Epidemiologie und Risikofaktoren des Delirs ... **27**
    4.1   Häufigkeit des Delirs 27
    4.2   Risikofaktoren 28
    4.3   Risikoscreening 30
    4.4   Literatur 32

5 Allgemeine Prävention des Delirs **33**
    5.1   Allgemeine und organisatorische
          Maßnahmen 33
    5.2   Medizinische Maßnahmen 35
    5.3   Pharmakologische Delirprävention 35

		5.4	Literatur	38
6		**Diagnostik**		**39**
	unter Mitarbeit von Matthias Klein			
		6.1	Basisdiagnostik	39
		6.2	Erweiterte Diagnostik	40
		6.3	Differenzialdiagnosen des Delirs	41
		6.4	Literatur	50
7		**Screening und Assessment des Delirs**		**51**
		7.1	3-Minute Diagnostic Confusion Assessment Method (3D-CAM)	52
		7.2	Confusion Assessment Method for the Intensive Care Unit (CAM-ICU)	53
		7.3	Modified Confusion Assessment Method for the Emergency Department (mCAM-ED)	54
		7.4	Alkoholentzugsskala (AES) nach Wetterling	56
		7.5	Intensive Care Delirium Checkliste (ICDSC)	57
		7.6	4-A-Test (4AT)	58
		7.7	Nursing Delirium Screening Scale (NuDESC)	59
		7.8	FAM-CAM	60
		7.9	Cornell Assessment of Pediatric Delirium (CAPD)	61
		7.10	Literatur	63
8		**Therapie des Delirs**		**64**
		8.1	Allgemeine Maßnahmen des gesamten multiprofessionellen Teams	65
		8.2	Pflegerische und spezialtherapeutische Maßnahmen	66
		8.3	Ärztliche Maßnahmen	66
		8.4	Pharmakologische Therapie des Delirs	68
		8.5	Literatur	71
9		**Strukturelle Voraussetzungen**		**72**
		9.1	Gesundheitsökonomische Bedeutung	72
		9.2	Strukturen der ambulanten Prävention des Delirs	73

9.3	Stationäre Prävention und demenzsensibles Krankenhaus	73
9.4	Literatur	74

10 Langzeitfolgen des Delirs und Nachsorge — 76
unter Mitarbeit von Andrea Lohse

10.1	Nachsorge	78
10.2	Literatur	80

11 Delir in besonderen Settings — 81

11.1	Delir auf Intensivstationen	81
11.2	Perioperatives Management zur Prävention eines Delirs	84
	unter Mitarbeit von Thomas Saller	
11.3	Post-Stroke-Delir	87
11.4	Delir in der Geriatrie	89
11.5	Delir bei Parkinson	96
	unter Mitarbeit von Georg Ebersbach	
11.6	Delir im Pflegeheim	100
	unter Mitarbeit von Vincent Molitor, Johanna Seiters und Rebecca Palm	
11.7	Delir in palliativen Settings	103
	unter Mitarbeit von Thomas Dreher	
11.8	Entzugsdelir	106
11.9	Delir in der Pädiatrie	114
	unter Mitarbeit von Felix Neunhoeffer	

12 Zusatzmaterial zum Download — 118

Verzeichnis der Autoren und Autorinnen — 119
Weitere Mitwirkende 120

Übersicht über das elektronische Zusatzmaterial

> Den Weblink, unter dem die Zusatzmaterialien zum Download verfügbar sind, finden Sie ganz hinten in diesem Buch unter ▶ Kap. 12.

- 4-DSD (4-‚A's Test for Delirium Superimposed on Dementia)
- AES (Agitation Evaluation Scale)
- CAM-ICU (Confusion Assessment Method for the Intensive Care Unit)
- Checkliste »Delirprävention und -therapie«
- DEC (Delirium Experience Questionnaire)
- FAM-CAM (Family Confusion Assessment Method)
- ICDSC (Intensive Care Delirium Screening Checklist)
- mCAM-ED (Modified Confusion Assessment Method for the Emergency Department)
- NuDESC (Nursing Delirium Screening Scale)
- PAINAD (Pain Assessment in Advanced Dementia Scale)
- SIS (Six-Item Screener)
- Flowchart: Maßnahmen zur Prävention und Behandlung eines Delirs

1 Einführung

Das Delir ist eine häufige, akut auftretende Funktionsstörung von Netzwerken des Gehirns, welche durch akut einsetzende medizinische Ereignisse ausgelöst wird. Es sind insbesondere ältere Menschen betroffen. Gerade diese sind zudem gefährdet, in Folge eines Delirs eine anhaltende kognitive und funktionelle Beeinträchtigung zu erleiden. Dies schließt die Entwicklung dementieller Syndrome, die Entlassung in eine stationäre Langzeitpflegeeinrichtung und eine erhöhte Wahrscheinlichkeit des Versterbens im ersten Jahr nach dem Delir mit ein.

Der vorliegende interdisziplinäre und multiprofessionelle Klinikleitfaden zum Delir soll das Verständnis für das Delir als klinisches Syndrom vertiefen, die aktuelle Evidenz systematisch zusammenfassen und pragmatische, kliniknahe Handlungsempfehlungen zur Prävention, Behandlung und Verringerung von Langzeitfolgen geben.

Wir haben dieses Buch in drei Abschnitte untergliedert. Im ersten allgemeinen Teil erörtern wir die Definition und Klassifikation und stellen die Epidemiologie, Risikofaktoren sowie die Pathogenese inkl. wichtiger diagnostischer Biomarker vor. Ein Schwerpunkt in diesem Abschnitt sind die Screening- sowie Assessment-Methoden mit der dazugehörigen notwendigen Diagnostik des Delirs. Zudem erläutern wir allgemeine Prinzipien der Prävention und Therapien.

Im zweiten Teil stellen wir Versorgungsstrukturen und Rahmenbedingungen vor, die dabei helfen, Ressourcen für ein evidenzbasiertes Delirmanagement vorzuhalten. Hierbei zeigen wir die Möglichkeiten eines delirpräventiven demenzsensiblen Krankenhauses, die Rahmenbedingungen für die ambulante Versorgung, Schulungsmöglichkeiten für Behandelnde, Angehörige und Betroffene sowie gesundheitsökonomische Aspekte auf. Abschließend legen wir mögliche Langzeitfolgen des Delirs dar.

Im dritten Teil werden Behandlungsstrategien und besondere Aspekte in spezifischen Settings erörtert. Schwerpunkte sind das postoperative Delir, das Delir nach einem Schlaganfall, Delir bei neurodegenerativen Erkrankungen, das Entzugsdelir, das pädiatrische und geriatrische Delir sowie das Delir auf Intensiv- und Palliativstationen sowie im Pflegeheim.

Die wesentlichen Aspekte des Delirmanagements haben wir abschließend in einem exemplarischen praxisnahen Versorgungspfad gebündelt (auch online verfügbar, ▶ Kap. 12).

2 Definition und Klassifikation des Delirs

Das Delir ist eine akute Bewusstseins- und Aufmerksamkeitsstörung mit fluktuierendem Verlauf. Es gibt vielfältige Auslöser, die bisweilen eine ausführliche weiterführende Diagnostik erfordern. Abhängig von der jeweiligen Ätiologie werden verschiedene Formen des Delirs unterschieden. Als *Goldstandard für die Diagnosestellung* eines Delirs dienen Kriterien des Diagnostic and Statistical Manual of Mental Disorders (DSM-5(R)).

2.1 Klassifikation des Delirs nach DSM-5®

Das Delir fällt im DSM-5 unter die Kategorie »Neurokognitive Störungen« (American Psychiatric Association, 2013).

Das DSM-5 definiert spezifische Kriterien, die erfüllt sein müssen, um ein Delir zu diagnostizieren.

Obligate Hauptsymptome:

1. *Akuter Beginn und fluktuierender Verlauf:* Das Delir tritt plötzlich auf und seine Symptome können im Verlauf schwanken.
2. *Aufmerksamkeits-/Bewusstseinsstörung:* reduzierte Klarheit des Bewusstseins und der Aufmerksamkeit.
3. *Veränderung der Kognition:* Beeinträchtigungen des Gedächtnisses, der Orientierung, der Sprache oder der Wahrnehmung.

Die Aufmerksamkeit- und Bewusstseinsstörung sowie ggf. zusätzliche kognitive Defizite dürfen nicht allein durch eine vorbestehende Erkrankung bedingt sein und sich nicht im Zusammenhang mit einem Koma oder Erwachen aus dem Koma erklären lassen. Alte Begriffe wie »hirnorganisches Psychosyndrom«, »Durchgangssyndrom« oder »akute organische Psychose« sollen nicht mehr benutzt werden.

Man unterscheidet klinisch ein hypoaktives von einem hyperaktiven Delir, Mischformen sind häufig.

Hyperaktives Delir (ca. 20% nach der Delirium Motor Subtype Scale, DMSS)

- gesteigerte motorische Unruhe und Rastlosigkeit; ungeduldiges, eventuell aggressives Verhalten
- vorwiegend inhaltliche Denkstörungen mit Verkennen der Situation, optische Halluzinationen, wahnhaftes Bedrohungserleben
- Mortalität 15%

Hypoaktives Delir (ca. 40% nach DMSS)

- motorische und kognitive Verlangsamung, reduzierte Aktivität, Antriebslosigkeit bis hin zur Apathie
- ebenso häufig wahnhafte Störungen und Halluzinationen, die oft nicht geäußert werden
- vorwiegend bei Patient*innen ≥ 65 Jahre
- Mortalität bis zu 33%, insbesondere bei Patient*innen mit dementiellem Syndrom

Gemischtes Delir (ca. 40% nach DMSS): Wechsel zwischen vorgenannten Zuständen.

2.2 Klassifikation des Delirs nach ICD-10

Bei der ICD-10 fällt das Delir unter die Kategorie »Psychische und Verhaltensstörungen«.

F05.– *Delir, nicht durch Alkohol oder andere psychotrope Substanzen bedingt*
Ein ätiologisch unspezifisches hirnorganisches Syndrom, das charakterisiert ist durch gleichzeitig bestehende Störungen des Bewusstseins und der Aufmerksamkeit, der Wahrnehmung, des Denkens, des Gedächtnisses, der Psychomotorik, der Emotionalität und des Schlaf-Wach-Rhythmus. Die Dauer ist sehr unterschiedlich und der Schweregrad reicht von leicht bis zu sehr schwer.

Inkl.:
Akut oder subakut:

- exogener Reaktionstyp
- hirnorganisches Syndrom
- psychoorganisches Syndrom
- Psychose bei Infektionskrankheit
- Verwirrtheitszustand (nicht alkoholbedingt)

Exkl:
Delirium tremens, alkoholbedingt oder nicht näher bezeichnet

2.3 Klassifikation des Delirs nach ICD-11

Die ICD-11 ist seit dem 1. Januar 2022 in Kraft. Aktuell erfolgt die Kodierung der WHO-Mitgliedsstaaten mit einer flexiblen Übergangszeit von ICD-10 zu ICD-11. Der konkrete Zeitpunkt der Einführung der ICD-11 in Deutschland steht noch nicht fest. Im Gegensatz zur ICD-10 ermöglicht die ICD-11 eine detailliertere Klassifikation von Delirien als die ICD-10, insbesondere im Hinblick auf die Vielfalt der Ursachen.

In der ICD-11 wird das Delir mit 6D70 unter den *Neurokognitiven Störungen* in Kapitel 6: »Psychische Störungen, Verhaltensstörungen oder neuronale Entwicklungsstörungen« kodiert.

Tab. 2.1: Vergleich der DSM-5-, ICD-10- und ICD-11-Kriterien zur Diagnostik eines Delirs

DSM-5 American Psychiatric Association (2013)	ICD-10 World Health Organization (1993)	ICD-11 World Health Organization (2019)
A: Beeinträchtigung des Bewusstseins und der Aufmerksamkeit	A: Beeinträchtigung des Bewusstseins und der Aufmerksamkeit	A: Beeinträchtigung des Bewusstseins und der Aufmerksamkeit
B: Entwicklung über einen kurzen Zeitraum (h bis d) als akute Veränderung, Tagesfluktuationen	B: Störung der Kognition: (1) Kurzzeitgedächtnis, (2) Desorientierung zu Zeit, Ort oder Person	B: Entwicklung über einen kurzen Zeitraum (h bis d) als akute Veränderung, Tagesfluktuationen
C: Störung der Kognition (z. B. Gedächtnis, Desorientierung, Sprache, visuell-räumliche Fähigkeiten oder Wahrnehmung)	C.1: psychomotorische Störung: (1) Wechsel zw. Hypo- und Hyperaktivität; (2) verlängerte Reaktionszeit; (3) veränderter Sprachfluss, (4) gesteigerte Schreckreaktion	C.1: kognitive Störung (Desorientierung, Sprachstörung, beeinträchtigte visuell-räumliche Fähigkeiten, Wahrnehmungsstörungen)
D: A bis C werden nicht durch eine neuroko-	D: Störung des Schlaf-Wach-Zyklus	D: A bis C werden nicht durch eine neuroko-

Tab. 2.1: Vergleich der DSM-5-, ICD-10- und ICD-11-Kriterien zur Diagnostik eines Delirs – Fortsetzung

DSM-5 American Psychiatric Association (2013)	ICD-10 World Health Organization (1993)	ICD-11 World Health Organization (2019)
gnitive Störung erklärt, kein Koma		gnitive Störung erklärt, kein Koma
E: Hinweise aus Anamnese, körperlichen und neurologischen oder Laboruntersuchungen auf zugrunde liegende zerebrale oder systemische Erkrankung als Ursache	E: schnelles Auftreten und Tagesfluktuationen	E: Die Störung ist auf eine zugrunde liegende medizinische Erkrankung, Substanzintoxikation oder -entzug, oder auf andere physiologische Faktoren zurückzuführen.

Referenz: American Psychiatric Association, 2013; World Health Organization, Geneva 1993; World Health Organization, Geneva 2024

Neben der Nomenklatur des Delirs wird ebenfalls der Begriff der akuten Enzephalopathie verwendet. Während das Delir im DSM-5, der ICD-10 und der ICD-11 klinisch definiert ist (d.h. über den Phänotyp), bezieht sich die Nomenklatur der akuten Enzephalopathie auf das neurobiologische Korrelat (d.h. auf den Endotyp), einschließlich der Auslöser der pathophysiologischen Veränderung (z.B. septische Enzephalopathie). Beide Nomenklaturen beschreiben das gleiche Krankheitsbild, weshalb eine integrierte Nomenklatur sinnvoll ist. Der in einem Review vorgeschlagene Begriff Delirerkrankung (delirium disorder) berücksichtigt die Ursachen, die pathophysiologischen Veränderungen und den klinischen Phänotyp und verbindet damit beide Nomenklaturen (Oldham et al., 2020; Slooter et al., 2020) (▶ Abb. 2.1).

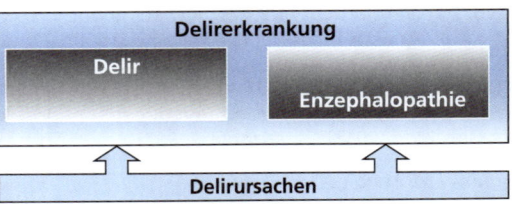

Abb. 2.1: Definitionen nach Oldham and Holloway

2.4 Literatur

American Psychiatric Association. (2013). Diagnostic and Statistical Manual of Mental Disorders, Fifth Edition.

Oldham, M. A., Holloway, R. G. (2020). Delirium disorder: Integrating delirium and acute encephalopathy. *Neurology*, *95*(4), 173–178. https://doi.org/10.1212/WNL.0000000000009949

Slooter, A. J. C., Otte, W. M., Devlin, J. W. et al. (2020). Updated nomenclature of delirium and acute encephalopathy: statement of ten Societies. *Intensive care medicine*, *46*(5), 1020–1022. https://doi.org/10.1007/s00134-019-05907-4

World Health Organization, Geneva. (1993). The ICD-10 Classification of Mental and Behavioural Disorders. Diagnostic criteria for research.

World Health Organization, Geneva. (2024). Clinical descriptions and diagnostic requirements for ICD-11 mental, behavioural and neurodevelopmental disorders.

3 Pathogenese des Delirs

Zur Pathogenese des Delirs existieren unterschiedliche Hypothesen, die nach aktuellem Verständnis teils sequenziell und teils parallel neurobiologische Veränderungen postulieren und als deren Resultat sich der Phänotyp des Delirs präsentiert (Wilson et al., 2020).

Neurotransmitterhypothese

Diese Hypothese postuliert ein Ungleichgewicht in verschiedenen Neurotransmittersystemen im Gehirn als Ursache für die Entstehung des Delirs. Insbesondere wird angenommen, dass eine erniedrigte Aktivität von *Acetylcholin* und eine erhöhte Aktivität von *GABA* und *Dopamin* eine wesentliche Rolle spielen.

Neuroinflammationshypothese

Hierbei wird davon ausgegangen, dass das Delir durch eine sekundäre neuroinflammatorische Reaktion auf systemische Erkrankungen entsteht, ausgelöst durch pro-inflammatorische Zytokine wie TNF-alpha, IL-1 und IL-6. Diese Zytokine beeinflussen Mikroglia und Astrozyten im Gehirn, was zu gestörten neuronalen und synaptischen Funktionen führt, besonders bei vorbestehenden neurodegenerativen Erkrankungen.

Oxidative Stresshypothese

Durch oxidativen Stress im Rahmen systemischer Erkrankungen entsteht ein Ungleichgewicht zwischen reaktiven Sauerstoffspezies und den antioxidativen Abwehrmechanismen des Körpers. Dies kann zu neuronalen Schäden durch Oxidation von Zellkomponenten wie Lipiden, Proteinen und DNA führen. Die entstehenden Zellschäden und neuroinflammatorischen Reaktionen beeinträchtigen die neuronale Funktion.

Neuroendokrine oder Glukokortikoid-Hypothese

Diese Hypothese betont die Dysregulation der Hypothalamus-Hypophysen-Nebennierenrinden-Achse und die damit verbundene Erhöhung der Cortisolspiegel. Glukokortikoide beeinflussen dabei zelluläre Signalkaskaden, synaptische Strukturen und die Neurotransmission, was das Risiko für die Entwicklung eines Delirs erhöht.

Zirkardiane Dysregulationshypothese

Hierbei wird postuliert, dass Störungen im zirkadianen System, insbesondere in der Schlaf-Wach-Regulation und der Melatoninproduktion, eine zentrale Rolle bei der Entstehung von Delir spielen. Dabei könnten Dysregulationen in den Verbindungen des Hypothalamus zu limbischen Strukturen, dem Hirnstamm und dem Belohnungssystem eine Schlüsselrolle einnehmen.

Netzwerkhypothese (zerebrale Konnektivität)

Nach dieser Hypothese wird ein Delir durch eine Beeinträchtigung der Kommunikation zwischen verschiedenen Hirnregionen verursacht (van Montfort et al., 2019). Ursächlich können Mechanismen vorgenannter Hypothesen sein, wobei nicht alle Mechanismen bei jedem Delir oder zu jedem Zeitpunkt involviert sind. Veränderungen der Konnektivität sind mittels EEG messbar.

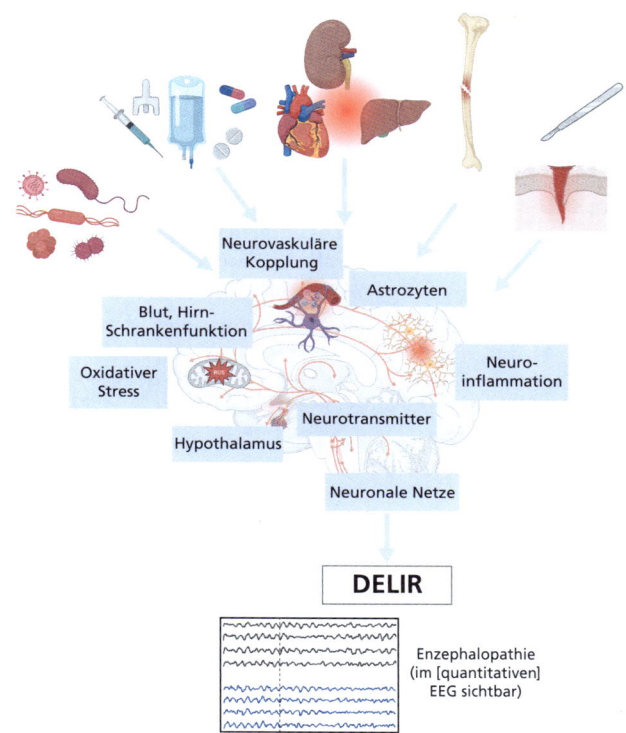

Abb. 3.1: Neurobiologische Grundlagen des Delirs (Created in BioRender. Fleischmann, R. (2025). https://BioRender.com/w65r156)

3.1 Biomarker

Die Nennung von Biomarkern sollte stets mit einer klaren Angabe ihres vorgesehenen Einsatzbereichs verbunden sein. Einen einzelnen Biomarker für alle Anwendungsbereiche (z. B. Diagnose, Verlauf, Prognose) kann es aufgrund der Verschiedenheit der relevanten Pathomechanismen vor, während und nach einem Delir nicht geben (Bernhardt et al., 2023). Eine Zusammenfassung der am besten verstandenen Biomarker ist in ▶ Tab. 3.1 wiedergegeben.

Tab. 3.1: Ausgewählte Biomarker mit Assoziation zum Delir (siehe ▶ Abb. 3.1)

Nr.	Biomarker	Kategorie	Befund	Mögliche Interpretation
1	AChE	Risiko	vermindert bei deliranten Patient*innen	verminderte cholinerge Aktivität
2	sTREM-2	Risiko	präoperativer Prädiktor eines Delirs	Mikroglia-Priming
3	Cortisol	Risiko	erhöht im postoperativen Delir	pathologische Stress-Reponse
4	Chinolinsäure	Risiko	erhöht im postoperativen Delir	neurotoxische Metaboliten des Tryptophanstoffwechsels
5	CRP	Risiko	erhöht im Delir jeglicher Art	Marker systemischer Inflammation
6	IL-6	Risiko	erhöht im Delir jeglicher Art	Marker systemischer Inflammation

Tab. 3.1: Ausgewählte Biomarker mit Assoziation zum Delir (siehe ▶ Abb. 3.1) – Fortsetzung

Nr.	Biomarker	Kategorie	Befund	Mögliche Interpretation
7	TNF-Alpha	Risiko	erhöht im Delir jeglicher Art	Marker systemischer Inflammation
8	NfL (Serum)	Prognose	Erhöhung abhängig von Auftreten und Dauer eines Delirs	neuronaler Destruktionsmarker

Lediglich die Neurofilament Light Chain (NfL) besitzt einen prädiktiven Wert. Höhere NfL-Werte sind mit einer schlechten kognitiven Erholung assoziiert (Fong et al., 2022). Eine Weiterentwicklung von Biomarkern und Bestimmung ihres klinischen Anwendungspotenzials in prospektiven Studien ist dringend erforderlich.

> **Merke**
>
> Die Pathogenese des Delirs umfasst Mechanismen wie Neurotransmitterungleichgewichte, systemische und neuroinflammatorische Vorgänge, (oxidativen) Stress und zirkadiane Dysregulationen.
>
> Diese münden in einer Störung der zerebralen Netzwerkfunktion, welche dem Phänotyp des Delirs zugrunde liegt.
>
> Biomarker sind klinisch nur eingeschränkt validiert und stellen primär Risikobiomarker dar.

3.2 Literatur

Bernhardt, A. M., Tiedt, S., Teupser, D. et al. (2023). A unified classification approach rating clinical utility of protein biomarkers across neurologic diseases. *EBioMedicine*, *89*, 104456. https://doi.org/10.1016/j.ebiom.2023.104456

Fong, T. G., & Inouye, S. K. (2022). The inter-relationship between delirium and dementia: the importance of delirium prevention. *Nature reviews Neurology*, *18*(10), 579–596. https://doi.org/10.1038/s41582-022-00698-7

van Montfort, S. J. T., van Dellen, E., Stam, C. J. et al. (2019). Brain network disintegration as a final common pathway for delirium: a systematic review and qualitative meta-analysis. *Neuroimage Clin.*, *23*, 101809. https://doi.org/10.1016/j.nicl.2019.101809

Wilson, J. E., Mart, M. F., Cunningham, C. et al. (2020). Delirium. *Nature reviews disease primers*, *6*(1), 90. https://doi.org/10.1038/s41572-020-00223-4

4 Epidemiologie und Risikofaktoren des Delirs

4.1 Häufigkeit des Delirs

Die Häufigkeit des Delirs hängt von Population und Risikofaktoren ab. In Akutkliniken und auf Intensivstationen ist sie besonders hoch: Die aktuelle Literatur geht von 10–20 % der älteren Patient*innen auf Normalstationen und von bis zu 75 % auf Intensivstationen aus. Darüber hinaus sind postoperative Patient*innen, schwer Erkrankte sowie Kinder unter zwei Jahren und mit Entwicklungseinschränkungen besonders häufig betroffen (Ista et al., 2023).

> **Exkurs: Soziale Determinanten von Gesundheit bei Delir**
>
> Neben den genannten Risikofaktoren ist auch ein niedriger sozioökonomischer Status mit dem Auftreten eines Delirs assoziiert. Soziale Determinanten bei der Entstehung eines Delirs finden sich auf allen Ebenen, beispielsweise auf folgenden:
>
> - individuelle Ebene: geringere kognitive, körperliche und soziale Aktivierung oder mangelnde Versorgung mit Sehhilfen oder Hörgeräten, z. B. aufgrund von Sprachbarrieren oder fehlendem Zugang zum Gesundheitssystem
> - interaktionelle Ebene: Diskriminierung bei der medizinischen Entscheidungsfindung, z. B. weniger Schmerzmedikation und längere Wartezeiten für *people of colour*

- politische Ebene: strukturelle Unterversorgung ländlicher Gebiete.

(Referenz: Khanna et al., 2024)

4.2 Risikofaktoren

Prädisponierende Faktoren (z. B. Alter, chronische Erkrankungen) erhöhen die Delir-Anfälligkeit, während präzipitierende Faktoren (z. B. akute Infektionen, Operationen, anticholinerge Medikamente) das Delir auslösen. In ▶ Abb. 4.1 wird das Zusammenspiel von Vulnerabilität (Prädisposition) und Stress (präzipitierende Faktoren) in einem Vulnerabilitäts-Stress-Modell schematisch dargestellt (Inoye et al., 2014, Omseth et al., 2023). Dies unterstreicht die Notwendigkeit, langfristige Risiken zu identifizieren und akute Auslöser gezielt zu adressieren. Für den klinischen Alltag schlagen wir angelehnt an die internationalen Leitlinien das Screening auf folgende Risikofaktoren eines Delirs vor (NICE, 2010):

Tab. 4.1: Risikofaktoren für Delir: prädisponierende und präzipitierende Faktoren

Risikofaktor	Beschreibung
Alter	höheres Alter (insbesondere über 65 Jahre oder unter 2 Jahren)
kognitive Beeinträchtigung	vorbestehende Demenz oder leichte kognitive Störungen bzw. Entwicklungs-/Gedeihstörung
Vorerkrankungen	chronische Erkrankungen wie Herzinsuffizienz, COPD, Leber- oder Niereninsuffizienz, Schlaganfall oder Parkinson

Tab. 4.1: Risikofaktoren für Delir: prädisponierende und präzipitierende Faktoren – Fortsetzung

Risikofaktor	Beschreibung
psychiatrische Vorgeschichte	Depression oder frühere Episoden von Delir
sensorische Einschränkungen	Seh- oder Hörbeeinträchtigungen
Medikation	Polypharmazie (≥ 5 Medikamente), Einnahme von psychoaktiven Substanzen, Benzodiazepinen oder Anticholinergika
Ernährungsstatus	Mangelernährung oder Dehydratation
beeinträchtigter Allgemeinzustand	Gebrechlichkeit (Frailty) oder eingeschränkte Mobilität
akute Erkrankungen	Infektionen (z. B. Pneumonie, Harnwegsinfekte), Sepsis
Operationen	große chirurgische Eingriffe, insbesondere orthopädische und kardiovaskuläre Operationen
Medikamentenwechsel	Beginn oder Absetzen von zentral wirkenden Substanzen, z. B. Opioiden oder Sedativa
Elektrolytstörungen	Hyponatriämie, Hyperkalzämie oder andere Stoffwechselentgleisungen
Schmerzen	unbehandelte oder schlecht kontrollierte Schmerzen
Schlafmangel	Schlafunterbrechungen durch Monitoring, Lärm oder Schmerzen
Umgebungsfaktoren	sensorische Deprivation (Isolation), sensorische Überstimulation (Lärm, Licht), ungewohnte Umgebung (z. B. Intensivstation, Notaufnahme)
Alkohol-/Substanzentzug	Entzug von Alkohol, Benzodiazepinen oder anderen psychoaktiven Substanzen

Tab. 4.1: Risikofaktoren für Delir: prädisponierende und präzipitierende Faktoren – Fortsetzung

Risikofaktor	Beschreibung
Hypoxie	akuter Sauerstoffmangel (z. B. durch Pneumonie, Herzinsuffizienz)
Immobilität	Bettlägerigkeit oder längere Ruhigstellung (z. B. durch mechanische Fixierung)

4.3 Risikoscreening

Bislang ist kein Risikoscreening für das Delir sicher etabliert. Als wichtigste Risikofaktoren gelten ein Alter ≥ 65 Jahre, eine vorbestehende kognitive Störung, eine Hüftfraktur oder Operation und schwerwiegende Vorerkrankungen.

Um diese Faktoren strukturiert zu erfassen, ist es sinnvoll, bei Patient*innen vor chirurgischen Eingriffen sowie bei der stationären Aufnahme (auch über die Notaufnahme) wie folgt vorzugehen: kurzes geriatrisches Assessment (z. B. Geri-Check, ISAR (Identification of Seniors at risk)-Test, Comprehensive Geriatric Assessment). Bei positivem Assessment erfolgt zusätzlich eine kurze kontextabhängige kognitive Testung (z. B. MMST, MoCA, Uhrentest, Six-Item Screener), um bestehende Defizite als wichtigen Risikofaktor für die Delirentwicklung offen zu legen. Bei positivem Risikoscreening sollte sich ein regelmäßiges Delirscreening anschließen und die Delirpräventionsmaßnahmen sollten intensiviert werden.

Tab. 4.2: Kognitive Assessments

	Einsatzort	Zeitaufwand	Verfügbarkeit
MMST (Mini-Mental-Status-Test)	stat. Versorgung, Forschungsinstrument	5–10 min	Lizenzpflichtig
MoCA (Montréal Cognitive Assessment)	stat. Versorgung, Langzeitversorgung, Forschungsinstrument	10–15 min	www.mocatest.org
Uhrentest	Notaufnahme, stat. Versorgung, Pflegeheim	3–5 min	https://www.pflege-dn.de/wp-content/uploads/2020/01/Testen-Sie-Uhren-Test.pdf
Six-Item Screener	Notaufnahme, stationäre Aufnahme	1–2 min	▶ Kap. 12

> **Merke**
>
> Ein Delir tritt häufig bei älteren Menschen, Intensivpatient*innen, nach Operationen sowie bei Kindern unter zwei Jahren auf.
>
> Prädisponierende Faktoren: Alter, neurokognitive/psychiatrische Störungen, schwere Erkrankungen, frühere Delir-Episoden.
>
> Präzipitierende Faktoren: Medikamente, Operationen, Infektionen, Dehydratation, Alter > 65 oder < 2, Hüftfrakturen, schwere Erkrankungen.
>
> Prinzipiell sollte ein strukturiertes Risikoscreening vor operativen Eingriffen und bei der stationären Aufnahme erfolgen.

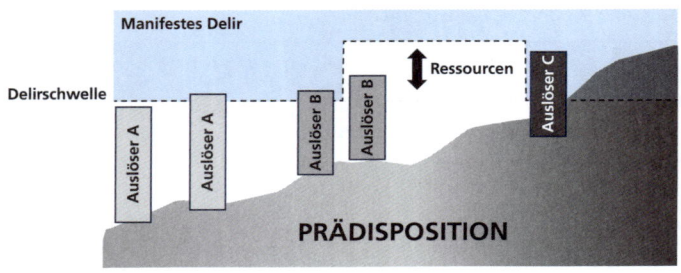

Abb. 4.1: Vulnerabilitäts-Stress-Modell mit prädisponierenden und auslösenden Faktoren

4.4 Literatur

Inouye, S. K., Westendorp, R. G., Saczynski, J. S. (2014). Delirium in elderly people. *The Lancet*, 383(9920), 911–922. https://doi.org/10.1016/S0140-6736(13)60688-1

Ista, E., Traube, C., de Neef, M. et al. (2023). Factors Associated With Delirium in Children: A Systematic Review and Meta-Analysis. *Pediatr Crit Care Med*, 24(5), 372–381. https://doi.org/10.1097/PCC.0000000000003196

Khanna, A., Malvika, G. Ayele, N. et al. (2024). Disparities in Delirium across the Continuum of Care and Associations with Social Determinants of Health. Semin Neurol, 44(06), 752–761. https://doi.org/10.1055/s-0044-1788976

National Institute for Health and Care Excellence (NICE). (2010). Delirium: prevention, diagnosis and management in hospital and long-term care (Clinical guideline CG 103). https://www.nice.org.uk/guidance/cg103/chapter/Recommendations (Zugriff am: 19.06.2024)

Ormseth, C. H., LaHue, S. C., Oldham, M. A. et al. (2023). Predisposing and Precipitating Factors Associated With Delirium: A Systematic Review. *JAMA Netw Open*, 6(1), e2249950. https://doi.org/10.1001/jamanetworkopen.2022.49950

5 Allgemeine Prävention des Delirs

Das Auftreten eines Delirs kann in 30–40% der Fälle durch präventive Maßnahmen verhindert werden Für die Prävention müssen unterschiedlichste Aspekte in Betracht gezogen werden: Neben medizinischen spielen eine Vielzahl struktureller Faktoren eine Rolle wie z. B. der Dienstplan des multiprofessionellen Teams oder die räumliche Gestaltung und Ausstattung der Umgebung (Pflegeheim, Stroke Unit, Intensivstation etc.). Strukturelle Voraussetzungen für Prävention und Therapie des Delirs werden in ▶ Kap. 9 gesondert thematisiert. In einem gegebenen Setting beinhaltet die Prävention des Delirs, prädisponierende Faktoren zu erkennen, eine Risikoeinschätzung vorzunehmen und das gesamte Team für das Delir zu sensibilisieren. Zudem sollten potenziell auslösende Faktoren möglichst frühzeitig erkannt und behandelt werden. Im Folgenden werden Grundprinzipien der Versorgung thematisiert, die nicht nur zur Prävention des Delirs Anwendung finden, sondern zu denen auch alle Berufsgruppen regelmäßig geschult werden sollten.

5.1 Allgemeine und organisatorische Maßnahmen

- Zuwendung, Angebot entlastender Gespräche
- einfühlsame, ruhige, an Situation angepasste Kommunikation, kein Zurechtweisen

- Kontinuität in Behandlung und Pflege: falls nicht möglich, Ankündigung gegenüber Betroffenen und Übergabe zwischen Behandelnden
- Einbeziehung Angehöriger: Besuche unterstützen, bestärkende Kommunikation, Anlernen Angehöriger zur Mithilfe bei der Mobilisation, Massage, Mundpflege etc., Aufklärung über Delir
- falls umsetzbar: Rooming-in einer vertrauten Bezugsperson in Betracht ziehen
- bei fremdsprachigen Betroffenen: Hinzuziehen von Dolmetscher*in, notfalls auch telefonisch
- Hilfsmittelanwendung: Hilfe bei oder Anleitung zur Benutzung von (gereinigter) Brille, (funktionstüchtigen) Hörgeräten, Zahnersatz etc.; diese ganztägig anwenden und vor sowie nach Untersuchungen sofort wieder einsetzen
- Ausgleich sensorischer Einschränkungen: z. B. durch lautes und deutliches Sprechen, bei Bedarf Entfernung von Cerumen obturans
- Erhalt der zirkadianen Rhythmik und Schlafförderung: frühe Mobilisierung und kognitive Stimulation am Tage, abends Verdunklung der Zimmer und Einhaltung der Nachtruhe mit Beschränkung auf notwendige Maßnahmen in dieser Zeit, Erwägen des Einsatzes von Melatonin bei Schlafstörungen (Khaing & Nair, 2021)
- Orientierungsförderung: Vorstellung mit Namen und Funktion bei Kontakt mit Betroffenen, Vermeidung von Zimmerwechseln
- Umgebungsgestaltung: (richtig gestellte) Uhr und aktuelles Datum gut sichtbar angebracht, verständliche Beschilderung der Wege und Zimmer
- Sturzprophylaxe: frühe Mobilisierung mit Hilfsmitteln, sicheres Schuhwerk, Beseitigung von Gefahren im Umfeld
- vorausschauende Entlassplanung

5.2 Medizinische Maßnahmen

- Vermeiden von Dehydratation, Hypoxie, Elektrolytverschiebungen, Hypo-/Hypertension, Harn-/Stuhlverhalt, Fixierung etc.
- Vermeiden bzw. möglichst rasches Entfernen von verzichtbaren Kathetern und Zugängen
- Medication Review: Absetzen bzw. Ausschleichen nicht indizierter Medikation, Eindosierung neuer Medikamente nach dem Prinzip »start low, go slow«
- Schmerzscreening und suffiziente Schmerzbehandlung
- Sicherstellung einer adäquaten Ernährung, Nahrungskarenzen möglichst kurz halten, ggf. überbrückend parenterale Flüssigkeit
- sorgfältige Planung und Erklärung notwendiger Interventionen

> **Exkurs: Multikomponenten-Interventionen**
>
> Der Einsatz mehrerer präventiver Strategien wird Multikomponenten-Intervention genannt. Zur Prävention des Delirs haben sich insbesondere Kombinationen von individualisierten Maßnahmen zur Schlafförderung, früher Mobilisierung, Schmerzkontrolle und Assessment (fünf Komponenten) sowie Schlafförderung und kognitiver Stimulation (zwei Komponenten) als wirksam erwiesen (Burton et al., 2021), die täglich mehrfach angewandt werden sollen.
> Siehe hierzu insb. die Programme HELLP und AKTIVER.

5.3 Pharmakologische Delirprävention

Es gibt keine hinreichende Evidenz für den Einsatz von Medikamenten zur Prävention des Delirs. Anticholinerg und sedierend wirkende Medikamente sollten beim Medication Review in ihrer Indikation reevaluiert werden. Potenziell inadäquate Medikamente für ältere Betroffene finden sich z. B. auf der FORTA (Fit for the Aged)-Liste mit einer indikationsbezogenen Auflistung (https://www.umm.de/docs/klinikum/Med_4/FORTA-Liste_2021.pdf) und auf der PRISCUS-Liste (https://www.priscus2-0.de/priscus-2.html). Neben den Gründen für die Einschätzung als potenziell für Ältere ungeeignetes Medikament werden hier auch jeweils alternative Medikamente angegeben. Bei länger bestehender Therapie z. B. mit Z-Substanzen, Analgetika oder Benzodiazepinen ist das psychische und physische Abhängigkeitspotenzial zu bedenken. Umstellungen sollten vor der Verordnung mit den Betroffenen und Angehörigen durch die Behandelnden besprochen werden. Ein Absetzen sollte ggf. ausschleichend erfolgen, um Entzugssymptome zu verhindern (siehe auch ▶ Kap. 11).

> ### Exkurs: Medication Review
>
> Eine kurze systematische Evaluation der Medikation kann helfen, potenziell riskante Übertherapie und Unterversorgung, Medikamenten-Erkrankungs- sowie Medikamenten-Medikamenten-Interaktionen zu identifizieren. Dazu werden alle Arzneimittel inkl. OTC[1]-Präparate einzeln kritisch hinterfragt. Die folgenden Fragen orientieren sich an den sog. »7 steps« der »Polypharmacy Guidance« des NHS (Scottish Government Polypharmacy Model of Care Group, 2018):
>
> 1. Gibt es für das Medikament eine nachvollziehbare Indikation?
> 2. Ist das Medikament essenziell und sollte unbedingt weiter eingenommen werden?
> 3. Hat das Medikament potenziell gefährliche Nebenwirkungen bei Überdosierung oder falscher Anwendung? (z. B. Antikoagulantien, NSAR, Diuretika, Sedativa, Opioide, Lithium)
> 4. Ist das Medikament für die Gruppe der Patient*innen (z. B. hinsichtlich Alter, Nierenfunktion, kognitiver Defizite) geeignet? Oder muss die Dosis ggf. an akute Verschlechterung

---

1 »over the counter«-Präparate: apothekenpflichtig, rezeptfrei

von Nierenfunktion, Diarrhoe oder Erbrechen angepasst werden?
5. Stimmen Dosierung, Darreichungsform und Dauer der Therapie?
6. Ist das Medikament ein potenter Induktor oder Inhibitor relevanter CYP450-Enzyme und beeinflusst somit Spiegel anderer Medikamente?
7. Ist eine zusätzliche Medikation zur Behandlung einer unzureichend behandelten Erkrankung oder Reduktion eines bestimmten Risikos angezeigt?

Tab. 5.1: Medikamente mit erhöhtem delirogenem Potenzial

Kategorie	Medikamente/Beispiele
Zentral wirksame Medikamente	
Antidepressiva	insb. Trizyklika aufgrund anticholinerger Effekte
Antipsychotika	insb. anticholinerg wirkende wie Olanzapin oder Clozapin
Lithium	im Alter niedrigere Spiegel (z. B. 0,4–0,6) anstreben
Sedativa/Hypnotika	insb. Benzodiazepine und Z-Substanzen, aber auch OTC-Präparate wie anticholinerg wirkende Antihistaminika
anfallssupprimierende Medikamente	insb. Levetiracetam
Antiparkinson-Medikamente	nahezu alle, mit unterschiedlichem Potenzial (siehe ▶ Kap. 11.5)
Internistische und urologische Medikamente	
Analgetika	Opioide, NSAR
Urologika/Spasmolytika	insb. Anticholinergika wie Oxybutynin, Tolterodin oder Butylscopolamin
Antihistaminika	z. B. Dimenhydrinat, Diphenhydramin

Tab. 5.1: Medikamente mit erhöhtem delirogenem Potenzial – Fortsetzung

Kategorie	Medikamente/Beispiele
Antiinfektiva	insb. Fluorchinolone, Konazole oder Aciclovir
Kortikosteroide	nahezu alle, mit unterschiedlichem Potenzial

> **Merke**
>
> - Mit einfachen, aber regelmäßig durchgeführten präventiven Maßnahmen kann mindestens ein Drittel der Delirien vermieden werden.
> - Alle Berufsgruppen müssen dafür sensibilisiert und regelmäßig geschult werden.
> - Im Medication Review werden Medikamente auf ihre Indikation überprüft und bei Überwiegen der Nachteile reduziert oder abgesetzt.

5.4 Literatur

Burton, J. K., Craig, L., Yong, S. Q. et al. (2021). Non-pharmacological interventions for preventing delirium in hospitalised non-ICU patients. *The Cochrane database of systematic reviews*, *11*(11), CD013307. https://doi.org/10.1016/j.ijnurstu.2023.104584

Inouye, S. K., Westendorp, R. G., Saczynski, J. S. (2014). Delirium in elderly people. *The Lancet*, *383*, 911–922. https://doi.org/10.1016/s0140-6736(13)60688-1

Khaing, K., & Nair, B. R. (2021). Melatonin for delirium prevention in hospitalized patients: A systematic review and meta-analysis. *J. Psychiatr. Res.*, *133*, 181–190. https://doi.org/10.1016/j.jpsychires.2020.12.020

Scottish Government Polypharmacy Model of Care Group. (2018). Polypharmacy Guidance, Realistic Prescribing (3rd Edition). Scottish Government

6 Diagnostik

unter Mitarbeit von Matthias Klein

Die Diagnose Delir erfordert eine ärztliche klinische und ggf. apparative Diagnostik, damit akute zentralnervöse Erkrankungen als Ursache einer deliranten Symptomatik nicht unerkannt bleiben und gezielt behandelt werden können (Weiglein et al., 2024). Darauf aufbauend sollten systemische präzipitierende Faktoren identifiziert und ebenfalls gezielt behandelt werden.

Da das Delir die Folge einer oder mehrerer anderer Erkrankungen ist, sind die Ursachendiagnostik und die ursächliche Therapie vordringlich und unverzichtbar.

6.1 Basisdiagnostik

- *Vitalparameter*
- *erweiterte Anamnese:* Alkohol- und Drogenkonsum, kürzliche medizinische Eingriffe, psychiatrisch-neurologische Vorerkrankungen, Fremdanamnese (insbesondere mit Angehörigen zu kognitivem Ausgangsniveau und zeitlichem Verlauf, Medikamentenanamnese inkl. OTC-Präparaten wie schlafanstoßende Med., kürzliche Änderungen, Opioide, Sedativa, Neuroleptika)
- *Klinische Untersuchung:* internistischer und neurologischer Status inkl. Untersuchung des Integuments auf Infektionen, Verletzungen etc.
- *Laborprofil Delir:* diff-BB, CRP, Krea, Harnstoff, Bilirubin, Albumin, Elektrolyte (Na, K, Ca, Phosphat, Magnesium), Glukose, TSH, Blutgasanalyse (venös für pH, Laktat, CO-Intoxikation sowie

ggf. kapilläre BGA bei V.a. Hypoxämie oder CO2 Retention), Ammoniak (bei GI-Blutung oder V.a. Leberinsuffizienz)

6.2 Erweiterte Diagnostik

- *Labor:* Infektionsdiagnostik inkl. Urin-Status, Blutkulturen, PCT, TSH, fT3, fT4, Medikamentenspiegel (z.B. Lithium, Valproat etc.), *Holo-Transcobalamin*

Bei *neuen neurologischen Defiziten* (insbes. Paresen, Sprach-/Sprechstörung, Okkulo- oder Pupillomotorikstörungen, Myokklonien) sowie Kopfschmerzen und Meningismus-Zeichen oder Trauma oder perakutem Beginn sind folgende Untersuchungen zu erwägen:

- *cCT (ggf. plus CTA)/cMRT* zum Ausschluss DD Ischämien, Blutungen, septischen Embolien (Hinweis: PCA-Infarkte können lediglich mit einer Desorientierung einhergehen; septische Embolien können zu Vigilanzfluktuationen führen)
- *EEG* zum Ausschluss DD (non konvulsiver) Status epilepticus, Serie komplex-fokaler Anfälle, epilepsietypische Muster, bi-/triphasische Wellen bei Enzephalopathien
- *Liquorpunktion* zum Ausschluss DD entzündliche ZNS-Erkrankung (Zellzahl, Glukose, Laktat, Albumin, quantitative und qualitative intrathekale Immunglobulinsynthese), ggf. antineuronale/-gliale Antikörper bei V.a. autoimmune Enzephalitis, ggf. Demenzabklärung: neurodegenerative Marker u.a. Gesamt-Tau, p-Tau, β-Amyloid 1–42/1–40-Ratio

Prinzipiell gilt es auf folgende *Red Flags* für die Durchführung einer erweiterten Diagnostik zu achten:

1. *perakuter Beginn und/oder fokal neurologisches Defizit* → *cCT + CTA und EEG* bei unauffälliger CT-Bildgebung bei V.a. vaskuläre Ge-

nese i. S. einer zerebralen Ischämie oder eines epileptischen Anfalls
2. *Pupillomotorikstörung* → *cCT + CTA* bei V. a. Hirnstammischämie oder akute Hirndrucksteigerung
3. *Meningismus* → *Blutkulturen* und *cCT + CTA* bei V. a. Meningitis oder Subarachnoidalblutung; frühzeitige empirische Antibiose; eine *Liquorpunktion* erfolgt erst nach stattgehabter CT-Bildgebung zum Ausschluss einer Kontraindikation für den Eingriff (erhöhter Hirndruck).
4. *perakute Kopfschmerzen* → *cCT + CTA* bei V. a. Subarachnoidalblutung, Dissektion
5. *subakute bzw. rasch progrediente Kopfschmerzen* → *cCT + CT Phlebographie* bei V. a. Sinusthrombose oder Meningitis
6. *Hypotonie und Tachypnoe (+/- Fieber und Tachykardie)* → *Blutkulturen, empirische Antibiose* bei V. a. Sepsis unklaren Ursprungs (Quick-SOFA-Score positiv), umgehende Fokussuche inklusive cCT+CTA bei V. a. Meningitis, Röntgen-Thorax, Urinstatus
7. *Myoklonien* → *cCT + CTA* und *EEG* bei V. a. Status epilepticus DD dissoziative Anfälle
8. *Hautauffälligkeiten* → Einstichstellen geben Hinweise auf Intoxikationen, petechiale Hautblutungen weisen auf ein septisches Geschehen hin, Janeway- und Splinterlesions sowie Osler-Knötchen an den Handinnenflächen, Fußsohlen und Nagelfalz können auf eine Endokarditis hinweisen.

Zur ätiologischen Zuordnung eines Delirs können standardisierte Checklisten genutzt werden, z. B. die Delirium Etiology Checklist (▶ Kap. 12).

6.3 Differenzialdiagnosen des Delirs

Das Spektrum der Differenzialdiagnosen des Delirs ist breit. Die wichtigsten werden hier tabellarisch zusammengefasst, ohne dass ein Anspruch auf Vollständigkeit erhoben wird.

6.3.1 Neurologische, autoimmun-vermittelte und entzündliche Ursachen

Tab. 6.1: Neurologische, autoimmun-vermittelte und entzündliche Differenzialdiagnosen eines Delirs

Differenzialdiagnose	Ursache	Diagnostische Schritte/ Verfahren	Therapie
Autoimmune Enzephalitiden	Autoimmunerkrankungen, z. B. NMDA-, AMPA-, LGI1-, CASPR2-, GABA-A/B-Rezeptor-Antikörper	Nachweis spezifischer Autoantikörper/Entzündung per MRT, Liquoranalysen	Immuntherapie, z. B. hochdosierte Steroide, Plasmapherese oder IVIG
Paraneoplastische Enzephalitiden	Antikörpervermittelte Reaktion auf Tumore, z. B. Anti-Hu, Anti-Yo, Anti-Ri.	Autoantikörper-Nachweis, Tumorsuche mittels Bildgebung	Behandlung des zugrunde liegenden Tumors, Immuntherapie, z. B. Plasmapherese oder IVIG
Steroid-responsive Encephalopathy associated with Thyroiditis (SREAT)	seltene Komplikation der Autoimmunthyreoiditis mit neurologischen Symptomen	erhöhte TPO-Antikörper, normale Schilddrüsenhormone	hochdosierte Kortikosteroide
Infektiöse Meningitis/Enzephalitis	Infektion der Hirnhäute/des Gehirns durch Bakterien, Viren (z. B. Herpessimplex-Virus)	Liquoruntersuchung, Blutkulturen, MRT/CT	Antibiotika/Antivirale Therapie, z. B. Ceftriaxon 2 g i. v. täglich, Aciclovir 10 mg/kg KG 3 × täglich

Tab. 6.1: Neurologische, autoimmun-vermittelte und entzündliche Differenzialdiagnosen eines Delirs – Fortsetzung

Differenzial-diagnose	Ursache	Diagnostische Schritte/ Verfahren	Therapie
Wernicke-Enzephalopathie	Vitamin-B1-Mangel, häufig bei Alkoholmissbrauch	klinische Beurteilung (Messung des Thiaminspiegels)	sofortige Thiamin-Gabe: 500 mg i.v. 3 ×/Tag für 3 Tage, danach mindestens 100 mg täglich (Dingwall et al., 2022)
Posteriores reversibles Enzephalopathie-Syndrom (PRES)	Hypertensive Krise, Eklampsie, medikamentös-toxische Ursachen (z.B. Chemotherapie, Immunsuppressiva)	MRT mit charakteristischer symmetrischer Hyperintensität in posterioren Regionen, Blutdruckmessung, Labor (Elektrolyte)	Kontrolle des Blutdrucks, Behandlung auslösender Ursachen, z.B. Reduktion oder Absetzen von Medikamenten
Ischämischer Schlaganfall	plötzliche arterielle Durchblutungsstörung des Gehirns	neurologische Untersuchung, CT/MRT zur Darstellung der Ischämie	Reperfusionstherapie, z.B. intravenöse Thrombolyse (Alteplase oder Tenecteplase) oder mechanische Thrombektomie bei Verschluss großer Gefäße
Intrakranielle Blutungen	Hirnblutungen, z.B. durch Trauma, Hypertonie, Gerinnungsstö-	akute neurologische Symptome, CT/MRT zur	Blutdruckmanagement (z.B. Ziel < 140 mmHg

Tab. 6.1: Neurologische, autoimmun-vermittelte und entzündliche Differenzialdiagnosen eines Delirs – Fortsetzung

Differenzial-diagnose	Ursache	Diagnostische Schritte/ Verfahren	Therapie
	rungen, Aneurysma	Darstellung von Blutungen	systolisch), chirurgische Intervention bei großen Hämatomen oder drohender Herniation
Schädel-Hirn-Trauma	mechanische Verletzung durch Sturz, Unfall, direkte Gewalteinwirkung	CT/MRT zur Darstellung von Frakturen, Hämatomen oder diffusen Hirnschädigungen	symptomatische Behandlung (z. B. Hirnödem), ggf. chirurgische Intervention bei intrakraniellen Pathologien

6.3.2 Psychiatrische Ursachen

Tab. 6.2: Psychiatrische Differenzialdiagnosen eines Delirs

Differenzial-diagnose	Ursache	Diagnostische Schritte/ Verfahren	Therapie
Schizophreniforme Psychosen	Schizophrenie, schizoaffektive Störung, akut-polymorph-psychotische Störung	klinische Diagnose basierend auf DSM-5/ICD-10-Kriterien, Ausschluss organischer Ursachen	gemäß psychiatrischer Empfehlung, ggf. Verlegung

Tab. 6.2: Psychiatrische Differenzialdiagnosen eines Delirs – Fortsetzung

Differenzialdiagnose	Ursache	Diagnostische Schritte/ Verfahren	Therapie
Substanzinduzierte Psychosen	akuter Substanzkonsum oder Entzug von Alkohol, Amphetaminen, Kokain, Cannabis	Anamnese, toxikologische Tests, klinische Untersuchung	gemäß psychiatrischer Empfehlung, ggf. Verlegung
Affektive Störungen	manische Episoden, schwere depressive Episoden mit psychotischen Symptomen	klinische Diagnose basierend auf DSM-5/ICD-10-Kriterien, Ausschluss organischer Ursachen	gemäß psychiatrischer Empfehlung, ggf. Verlegung
Demenz mit Lewy-Körperchen		neurologische Untersuchung, Verhaltensbeobachtung, vegetative Anamnese, Fremdanamnese, Liquor, cMRT/PET, neuropsychologische Untersuchung	gemäß S3-Leitlinie »Demenzen«, kein Einsatz von Neuroleptika (außer ggf. Quetiapin oder Clozapin)! ggf. Acetylcholinesterasehemmer in Rücksprache mit Psychiatrie/Neurologie
Frontotemporale Demenz		s. o.	gemäß S3-Leitlinie »Demenzen«, ggf. Einsatz von SSRI in Rücksprache

Tab. 6.2: Psychiatrische Differenzialdiagnosen eines Delirs – Fortsetzung

Differenzialdiagnose	Ursache	Diagnostische Schritte/ Verfahren	Therapie
			mit Psychiatrie, Acetylcholinesterasehemmer nicht wirksam, eher keine Antipsychotika
Andere Demenzen	Verhaltensstörung bei Demenz	s. o.	gemäß S3-Leitlinie »Demenzen«
Katatonie, Stupor	Psychosen, schwere Depressionen	internistische und neurologische Ausschlussdiagnostik, ggf. EEG, cCT	Rücksprache mit Psychiatrie

6.3.3 Medikamentenöse oder toxikologische Ursachen

Bei Patient*innen mit Delir ist grundsätzlich zu prüfen, ob in der kürzlichen Vergangenheit eine Umstellung der Medikamente erfolgte. Hintergrund ist, dass delirante Zustände nicht selten als unerwünschte Nebenwirkungen von Medikamenten auftreten können. Dies ist vor allem bei älteren Patient*innen sowie Betroffenen mit neurodegenerativen Erkrankungen der Fall.

Tab. 6.3: Medikamentenassoziierte und toxikologische Differenzialdiagnosen eines Delirs

Differenzialdiagnose	Ursache	Diagnostische Schritte/Verfahren	Therapie
Intoxikationen mit Medikamenten oder Drogen	Intoxikationen mit z. B. Lithium, Valproat; Sedativa, Opioiden, Alkohol, Halluzinogenen, GHB/GBL	Anamnese, Medikation Review, Toxikologie	Rücksprache Neurologie/Psychiatrie, ggf. Giftnotruf; Pausieren oder Ausschleichen, symptomatische Behandlung, anschließend ggf. Entzugsbehandlung anbieten.
Anticholinerges Syndrom	Intoxikation durch Atropin, Trizyklika, Tollkirsche.	Klinische Symptomatik (Hyperthermie, Tachykardie), Anamnese.	Physostigmin 0,04 mg/kg KG (max. 2 mg) i. v. über 5–10 Minuten.
Serotonerges Syndrom	Intoxikation mit serotonergen Substanzen (z. B. SSRI).	Klinische Diagnose: Symptome wie Zittern, Hyperreflexie, Fieber.	Medikament absetzen, Flüssigkeitszufuhr, ggf. intensivmedizinische Maßnahmen.
Malignes neuroleptisches Syndrom	Nebenwirkung von Dopaminantagonisten wie Neuroleptika (z. B. Haloperidol, Risperidon).	Klinische Diagnose: Symptome wie Fieber, Rigidität, autonome Dysregulation (Tachykardie, Schwitzen), erhöhter CK-Wert.	Absetzen des auslösenden Medikaments, symptomatische Behandlung, intensivmedizinische Überwachung, Amantadin

Tab. 6.3: Medikamentenassoziierte und toxikologische Differenzialdiagnosen eines Delirs – Fortsetzung

Differenzialdiagnose	Ursache	Diagnostische Schritte/ Verfahren	Therapie
			100–200 mg i.v. über 2 Stunden bis 3 × täglich.
Kohlenmonoxidvergiftung	Inhalation von Kohlenmonoxid (z.B. durch defekte Heizungen, Rauchgas).	Messung von Kohlenmonoxid im Blut (Carboxyhämoglobin), Anamnese, klinische Untersuchung (Bewusstseinstrübung, Kopfschmerzen, Schwindel).	Sauerstoffgabe über Maske mit Reservoir oder hyperbare Sauerstofftherapie bei schwerer Vergiftung.

6.3.4 Endokrinologische und metabolische Ursachen

Tab. 6.4: Endokrinologische und metabolische Differenzialdiagnosen eines Delirs

Differenzialdiagnose	Ursache	Diagnostische Schritte/ Verfahren	Therapie
Addison-Krise	Nebennierenrindeninsuffizienz (primär: Autoimmunadrenalitis, sekun-	Laborwerte (Cortisol, ACTH), Blutdruckkontrolle	Glukoseinfusion, Hydrokortison 100 mg i.v. alle 6–8 Stunden

Tab. 6.4: Endokrinologische und metabolische Differenzialdiagnosen eines Delirs – Fortsetzung

Differenzialdiagnose	Ursache	Diagnostische Schritte/ Verfahren	Therapie
	där: Hypophysenschäden, tertiär: Langzeit-Steroide)		
Metabolische Enzephalopathien	Elektrolytstörungen, Nieren-/Leberversagen, thyreotoxische Krise	Laboruntersuchungen (z. B. Elektrolyte, Leber-/Nierenwerte)	ursachenbezogene Behandlung, z. B. Dialyse oder Elektrolytsubstitution
Systemische Infektionen	Influenza, SARS-CoV-2, Sepsis	Fokussuche: Röntgen-Thorax, Urin, Blutkulturen, Rachenabstrich/Tracheobraonchialsekret in virologische und mikorbiologische Diagnostik	frühzeitge empirische Antibiose, bei positivem viralen Nachweis entsprechend virostatische Therapie

Merke

- Ein Delir kann die Folge mehrerer Erkrankungen sein, Identifikation und ursächliche Therapie notwendig
- Basisdiagnostik mit Anamnese, neurologischer und internistischer Untersuchung, Laborprofil
- Ggf. erweiterte Diagnostik mit CT oder MRT zur Abklärung struktureller Veränderungen
- Ggf. EEG zur Erkennung nicht konvulsiver Status epilepticus oder epileptischer Muster

- Differenzialdiagnosen neurologisch, autoimmunvermittelt, entzündlich; standardisierte Checklisten helfen bei der Ursachenfindung.

6.4 Literatur

Dingwall, K. M., Dilemma, J. F., Binks, P. (2022). What ist the optimum dose to treat or prevent Wernicke's encephalopathy or Wernicke-Korsakoff syndrome? Results of a randomized controlled trial. *Exp Res Alcohol Clin*, *46*(6), 1133–1147. https://doi.org/10.1111/acer.14843

Weiglein, T. Zimmermann, M., Niessen, W. D. et al. (2024). Akute Vigilanzminderung Diagnostisches Vorgehen in der Notaufnahme. *Deutsches Ärzteblatt*, *121*, 508–518. https://doi.org/10.3238/arztebl.m2024.0079

7 Screening und Assessment des Delirs

Screening- und Assessmentinstrumente spielen eine zentrale Rolle dabei, das Delir frühzeitig zu erkennen und in seiner Schwere zu beurteilen.

Screening-Instrumente (z. B. 4-AT, Nu-Desc, DOS) zielen primär darauf ab, das Vorliegen eines Delirs rasch und mit hoher Sensitivität zu detektieren. Es sind kurze, einfache Tests, die in wenigen Minuten auch von nicht ärztlichem Personal durchgeführt werden können. Assessment-Instrumente (z. B. Delirium Rating Scale-Revised-98, Memorial Delirium Assessment Scale, MDAS) dienen einer umfassenderen Analyse, einschließlich der Differenzierung von Subtypen, der Verlaufskontrolle und auch der Differenzierung von Delir und anderen kognitiven Störungen (z. B. Demenz, Depression). Zum Teil erfüllen Instrumente auch Screening- und Assessment-Kriterien (z. B. CAM, CAM-ICU und ICDSC) da sie sich eng an den Diagnosekriterien nach DSM-5 orientieren.

Die Auswahl und Anwendung dieser Instrumente erfordert eine sorgfältige Anpassung an das jeweilige klinische Setting und die spezifischen Charakteristika der Patientenpopulation.

Im Folgenden werden Assessment- und Screeninginstrumente mit ihren jeweiligen Merkmalen und Anwendungsbereichen vorgestellt. Für die meisten Instrumente steht eine deutschsprachige Version im PDF-Format zur Verfügung, die über den im Leitfaden hinterlegten Link oder QR-Code dauerhaft für die Nutzung in der klinischen Versorgung abrufbar ist. In einigen Fällen konnte die lizenzrechtliche Situation jedoch nicht abschließend geklärt werden. Daher verweisen wir in diesen Fällen auf externe Links, deren Korrektheit und Aktualität zum Zeitpunkt des Drucks nicht garantiert werden kann.

7.1 3-Minute Diagnostic Confusion Assessment Method (3D-CAM)

Hierbei handelt es sich um ein schnelles und zuverlässiges Delir-Screening mit breiter Anwendbarkeit auf *(geriatrischen) Normalstationen, Notaufnahmen* und *im ambulanten Setting.*

Primärer Einsatz	Delir-Screening
Anwendung und Bewertung	zwei Versionen verfügbar (klinisch und wissenschaftlich) berücksichtigt vier Merkmale: • akuter Beginn oder fluktuierender Verlauf (Merkmal 1) • Unaufmerksamkeit (Merkmal 2) • desorganisiertes Denken (Merkmal 3) • veränderter Bewusstseinszustand (Merkmal 4) (zehn Interviewfragen, zehn Beobachtungselemente, zwei Zusatzfragen) Delir positiv, wenn drei von vier Merkmalen vorhanden sind (Merkmale 1 + 2 und 3 oder 4)
Anwendungszeit	3 min
Schulung erforderlich	ja
validiertes Setting	(geriatrische) Normalstation, Notaufnahme, ambulantes Setting
Verfügbarkeit unter	https://www.deliriumcentral.org/wp-content/uploads/2025/03/3D-CAM_German_5.6.pdf
Lizenzierungsgebühr	keine Gebühr für gemeinnützige oder pädagogische Zwecke
Referenz	Marcantonio et al. (2014)
deutsche Version	ja

Primärer Einsatz	Delir-Screening
Testeigenschaften	über Settings und Diagnosen gepoolt: Sensitivität 80 %, Spezifität 95 % (Metaanalyse Gusmao-Flores et al., 2012)

7.2 Confusion Assessment Method for the Intensive Care Unit (CAM-ICU)

Der CAM-ICU ist ein standardisiertes Instrument zum Delirassessment bei Patient*innen auf *Intensiv- und Überwachungsstationen*, insbesondere bei eingeschränkter Kommunikation (z. B. aufgrund von Beatmung).

Primärer Einsatz	Delir-Screening
Anwendung und Bewertung	Der CAM-ICU hat vier Items: (1) Akuter Beginn oder fluktuierender (Merkmal 1) (2) Unaufmerksamkeit (Merkmal 2) (3) Desorganisiertes Denken (Merkmal 3) (4) Veränderter Bewusstseinszustand (Merkmal 4) Delir positiv, wenn 3/4 Merkmalen vorhanden sind (Merkmale 1 + 2 und 3 oder 4)
Anwendungszeit	< 5 min
Schulung erforderlich	ja
validiertes Setting	chirurgische Intensivstation
Verfügbarkeit unter	▶ Kap. 12

Primärer Einsatz	Delir-Screening
Lizenzierungs-gebühr*	keine Gebühr für gemeinnützige oder pädagogische Zwecke
Referenz	Ely et al. (2001)
deutsche Version	ja
Testeigenschaften	über Settings und Diagnosen gepoolt: Sensitivität 80 %, Spezifität 95 % (Metaanalyse Gusmao-Flores et al., 2012)

7.3 Modified Confusion Assessment Method for the Emergency Department (mCAM-ED)

Bei dem mCAM-ED handelt es sich um ein standardisiertes Instrument zum Screening auf Delir bei Patient*innen in der *Notaufnahme*, insbesondere bei älteren und akut kranken Patient*innen mit kognitiven Einschränkungen oder Kommunikationsschwierigkeiten.

Primärer Einsatz	Delir-Screening
Anwendung und Bewertung	Der mCAM-ED hat vier Teile: • Unaufmerksamkeit (z.B. Monate rückwärts aufzählen) • Akuter Beginn oder fluktuierender Verlauf • Desorganisiertes Denken • Veränderter Bewusstseinszustand Erläuterung: *Unaufmerksamkeit:* Jeder fehlende Monat

Primärer Einsatz	Delir-Screening
	wird mit 1 Punkt, eine Verspätung > 30 Sekunden mit zusätzlich 1 Punkt bewertet; pathologisch bei > 2 Punkten. Sofern nicht pathologisch, erfolgt keine weitere Testung! Liegt Unaufmerksamkeit vor, wird der Mental Status Questionnaire (MSQ) verwendet, um eine veränderte Kognition zu bestimmen. Bei > 2 Fehlern liegt eine veränderte Kognition vor. *Desorganisiertes Denken* wird mit dem Comprehension Test getestet und liegt bei > 2 Fehlern vor. Der *veränderte Bewusstseinszustand* und der *fluktuierende Verlauf* werden durch Beobachtung des oder der Betroffenen während des Gesprächs bewertet (15 Items).
Anwendungszeit	2–5 min
Schulung erforderlich	ja
Zielpopulation	alle Patient*innen mit Risiko für oder Verdacht auf Delir
Verfügbarkeit unter	▶ Kap. 12
Lizenzierungsgebühr*	keine Gebühr für gemeinnützige oder pädagogische Zwecke
Referenz	Grossmann et al. (2014)
deutsche Version	ja
Testeigenschaften	über Settings und Diagnosen gepoolt: Sensitivität 76 %, Spezifität 80 %

7.4 Alkoholentzugsskala (AES) nach Wetterling

Das Instrument quantifiziert subjektiv wahrgenommene und objektiv messbare Symptome des Alkoholentzugs und kann somit zur symptomadaptierten Behandlung eingesetzt werden. Die AES ist eine Weiterentwicklung der international gebräuchlichen CIWA-Skala.

Primärer Einsatz	Symptomscreening Alkoholentzug
geeignet bei	Patient*innen mit Risiko eines Alkoholentzugssyndroms
Anwendung und Bewertung	Der Score wird üblicherweise alle zwei Stunden erhoben. Ein Wert von ≥ 10 Punkten weist auf ein erhöhtes Risiko für einen komplizierten Verlauf hin, welcher medikamentös behandelt werden sollte. Patient*innen, die über 24 h nicht auf 10 Punkte kommen, können mitunter ohne Medikation behandelt werden.
Anwendungszeit	2 min
Schulung erforderlich	nein
Verfügbarkeit unter	▶ Kap. 12
Lizenzierungsgebühr*	nein
Referenz	Wetterling et al. (1997)
deutsche Version	ja
weitere Versionen	international bekannt als Alcohol Withdrawl Scale (AWS)

7.5 Intensive Care Delirium Checkliste (ICDSC)

Ursprünglich für die *Intensivstation* entwickelt, nutzt die ICDSC acht Items, um auf ein Delir zu screenen. Es muss nicht im direkten Kontakt erfolgen und ist ebenfalls für Patient*innen mit Aphasie evaluiert.

Primärer Einsatz	Delir-Screening
Anwendung und Bewertung	Der ICDSC hat acht Items: (auffällig: 1 Punkt; unauffällig: 0 Punkte) 1. Bewusstsein 2. Unaufmerksamkeit 3. Desorientierung 4. Halluzinationen 5. Agitation 6. Inadäquate Sprache 7. Schlafstörungen 8. Fluktuationen Ab ≥ 4 Punkten ist ein Delir möglich.
Anwendungszeit	5–10 min
Schulung erforderlich	nein
Zielpopulation	alle Patient*innen mit Risiko für oder Verdacht auf Delir
Verfügbarkeit unter	▶ Kap. 12
Lizenzierungsgebühr*	nein
Referenz	Bergeron et al. (2001)
deutsche Version	ja, Radtke et al., 2009

Primärer Einsatz	Delir-Screening
Testeigenschaften	über Settings und Diagnosen gepoolt: Sensitivität 93 %, Spezifität 68 % (van den Boogaard et al., 2009)

7.6 4-A-Test (4AT)

Das Instrument bewertet im direkten Kontakt mit Patient*innen vier Kerndomänen des Delirs und informiert über das mögliche Vorliegen eines Delirs. Die Anwendungszeit ist mit unter zwei Minuten sehr kurz.

Primärer Einsatz	Delir-Screening
Anwendung und Bewertung	Der 4AT hat vier Items: 1. Wachheit 2. Orientierung 3. Aufmerksamkeit 4. Akute oder fluktuierende Symptomatik Ab ≥ 4 Punkten ist ein Delir möglich.
Anwendungszeit	< 2 min
Schulung erforderlich	nein
Setting	RST, Normalstation, Heim
Verfügbarkeit unter	https://www.the4at.com/
Lizenzierungsgebühr*	nein
Referenz	MacLullich et al. (2011)
deutsche Version	ja: aktuelle deutsche Version 1.3 (2024)

Primärer Einsatz	Delir-Screening
Testeigenschaften	über Settings und Diagnosen gepoolt: Sensitivität 88 %, Spezifität 88 % (Tieges et al., 2021)

7.7 Nursing Delirium Screening Scale (NuDESC)

Die NuDESC bewertet als reines fremd-rating-Instrument Symptome und Verhalten und gibt eine Einschätzung dazu, ob ein Delir wahrscheinlich ist. Der entscheidende Vorteil ist, dass das Rating aus dem alltäglichen Pflegekontakt heraus ohne zusätzlichen Aufwand vorgenommen werden kann. Sie ist eine Weiterentwicklung der Confusion Rating Scale (CRS), ergänzt um das Item der psychomotorischen Retardierung.

Primärer Einsatz	Delir-Screening durch Pflegepersonal
Anwendung und Bewertung	Die NuDESC bewertet folgende fünf Items: 1. Desorientierung 2. Unangemessenes Verhalten 3. Unangemessene Kommunikation 4. Illusionen/Halluzinationen 5. Psychomotorische Verlangsamung Es können 0 bis 10 Punkte erreicht werden. Ab ≥ 2 Punkten ist ein Delir wahrscheinlich.
Anwendungszeit	< 1 min, orientiert sich an Beobachtungen während achtstündiger Schicht
Schulung erforderlich	ja

Primärer Einsatz	Delir-Screening durch Pflegepersonal
Setting	RST, ITS, Normalstation, Heim
Verfügbarkeit unter	▶ Kap. 12
Lizenzierungs-gebühr*	nein
Referenz	Gaudreau et al. (2005)
deutsche Version	ja
Testeigenschaften	Sensitivität 86 %, Spezifität 87 %

7.8 FAM-CAM

Das FAM-CAM ist ein Screening-Instrument, das auf Beobachtungen von Angehörigen basiert, um Merkmale eines Delirs zu erkennen. Es wurde speziell entwickelt, um in Situationen eingesetzt zu werden, in denen eine direkte klinische Untersuchung erschwert ist, zum Beispiel bei Patient*innen mit vorbestehender Demenz.

Primärer Einsatz	Delir-Screening durch Bezugspersonen
Anwendung und Bewertung	elf Items, die zentrale Merkmale eines Delirs abdecken; ein positives FAM-CAM-Ergebnis liegt vor, wenn folgende Kriterien erfüllt sind: • Vorhandensein eines akuten Beginns oder fluktuierenden Verlaufs *und* • Unaufmerksamkeit *sowie entweder* • desorganisiertes Denken *oder* • veränderter Bewusstseinszustand.
Anwendungszeit	etwa 5–10 min

Primärer Einsatz	Delir-Screening durch Bezugspersonen
Schulung erforderlich	ja
Zielpopulation	Alle Patient*innen mit Risiko für oder Verdacht auf Delir
Verfügbarkeit unter	▶ Kap. 12
Lizenzierungsgebühr*	nein
Referenz	Steis et al. (2012)
deutsche Version	ja, bei American Geriatric Society verfügbar
Testeigenschaften	Sensitivität 95 %, Spezifität 89 %

7.9 Cornell Assessment of Pediatric Delirium (CAPD)

Der CAPD ist ein Beobachtungsinstrument zur Identifikation des Delirs bei pädiatrischen Patient*innen vom Säuglings- bis Jugendalter, sowohl auf Intensiv- als auch auf Normalstationen. Es ist leicht anwendbar und für alle Entwicklungsstadien geeignet.

Primärer Einsatz	Delir-Screening durch Pflegepersonal
Bewertung (Anzahl der Fragen)	Die Skala umfasst acht Items basierend auf DSM-5-Kriterien und bewertet Bereiche wie Bewusstsein, Kognition, Orientierung, Psychomotorik und Affekt/Belastung auf einer 5-Punkte-Skala (0–4). Es können 0 bis 20 Punkte erreicht werden. Ein Wert ab 9 weist auf ein pädiatrisches Delir hin.

Primärer Einsatz	Delir-Screening durch Pflegepersonal
Anwendungszeit	< 2 Minuten; basierend auf Interaktionen mit dem Kind im Verlauf der Schicht
Schulung erforderlich	ja
Zielpopulation	Neugeborene, Säuglinge und Kinder bis zum Alter von 21 Jahren, einschließlich Kinder mit Entwicklungsverzögerungen. Ankerpunkte sind in dem Zusammenhang zu berücksichtigen.
Verfügbarkeit unter	https://doi.org/10.1007/s00112-016-0051-9
Lizenzierungsgebühr*	nein
Referenz	Traube et al. (2014)
deutsche Version	ja
Testeigenschaften	Sensitivität 94,1 %, Spezifität 79,2 %

> **Merke**
>
> Die Wahl des Instruments sollte an die Patient*innengruppen, das Setting sowie an die Erfahrung des Teams angepasst werden. Regelmäßiges Training im Umgang mit diesen Instrumenten verbessert die Zuverlässigkeit der Anwendung.
>
> **Setting-abhängige Instrumenten-Auswahl:**
>
> - *Kinder:* CAPD
> - *Überwachungs- und Intensivstation:* CAM-ICU oder ICDSC
> - *Schlaganfall:* CAM oder ICDSC
> - *Notaufnahme:* mCAM-ED oder 3D-CAM
> - *Normalstation:* 3D-CAM oder 4AT
> - *Geriatrische Abteilung oder Pflegeheim:* 4AT, FAM-CAM oder I-CAM

7.10 Literatur

Ely, E. W., Margolin, R., Francis, J. et al. (2001). Evaluation of delirium in critically ill patients: validation of the Confusion Assessment Method for the Intensive Care Unit (CAM-ICU). *Crit Care Med*, 29(7), 1370–1379. https://doi.org/10.1097/00003246-200107000-00012

Grossmann, F. F., Hasemann, W., Graber, A., et al. (2104). Screening, detection and management of delirium in the emergency department - a pilot study on the feasibility of a new algorithm for use in older emergency department patients: the modified Confusion Assessment Method for the Emergency Department (mCAM-ED). *Scandinavian Journal of Trauma, Resuscitation and Emergency Medicine*, 22, 19. https://doi.org/10.1186/1757-7241-22-19

Marcantonio, E. R., Ngo, L. H., O'Connor, M. et al. (2014). 3D-CAM: Derivation and Validation of a 3-Minute Diagnostic Interview for CAM-defined Delirium. *Annals of Internal Medicine*, 161(8), 554–561. https://doi.org/10.7326/M14-0865

Shenkin, S. D., Russ, T. C., Ryan, T. M., & MacLullich, A. M. (2014). Screening for dementia and other causes of cognitive impairment in general hospital in-patients. *Age and ageing*, 43(2), 166–168. https://doi.org/10.1093/ageing/aft184

Steis, M. R., Evans, L., Hirschman, K. B. et al. (2012). Screening for delirium using family caregivers: convergent validity of the Family Confusion Assessment Method and interviewer-rated Confusion Assessment Method. *J Am Geriatr Soc*, 60(11), 2121–2126. https://doi.org/10.1111/j.1532-5415.2012.04200.x

Tieges, Z., Maclullich, A. M. J., Anand, A., Brookes, C., Cassarino, M., O'connor, M., Ryan, D., Saller, T., Arora, R. C., Chang, Y., Agarwal, K., Taffet, G., Quinn, T., Shenkin, S. D., & Galvin, R. (2021). Diagnostic accuracy of the 4AT for delirium detection in older adults: systematic review and meta-analysis. *Age and ageing*, 50(3), 733–743. https://doi.org/10.1093/ageing/afaa224

Traube, C., Silver, G., Kearney, J. et al. (2014). Cornell Assessment of Pediatric Delirium: A Valid, Rapid, Observational Tool for Screening Delirium in the PICU. *Crit Care Med*, 42(3), 656–663. https://doi.org/10.1097/CCM.0b013e3182a66b76

Wetterling T. Delir–Stand der Forschung [Delirium–state of research]. Fortschr Neurol Psychiatr. 1994 Aug;62(8):280–9. German. doi: 10.1055/s-2007-999059. PMID: 7927108.

8 Therapie des Delirs

Die Therapie des Delirs besteht in erster Linie in der Identifikation und Behandlung der auslösenden Erkrankung oder Umstände. Da die Ätiologie häufig multifaktoriell ist und kausale Zusammenhänge nicht immer sicher nachgewiesen werden können, sollten auch potenzielle Ursachen eines Delirs konsequent behandelt werden.

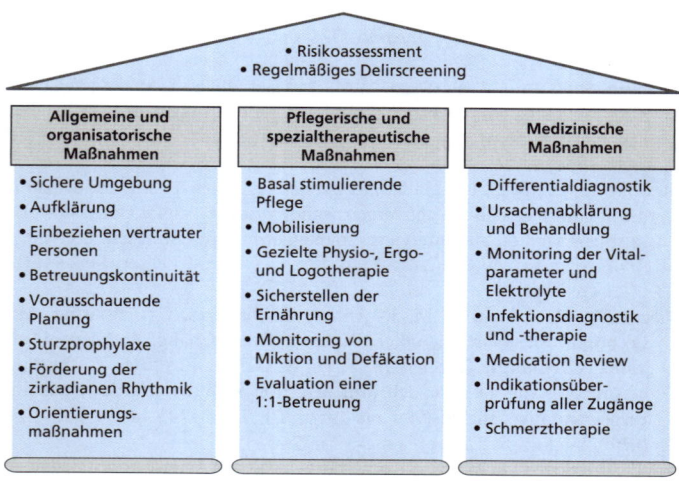

Abb. 8.1: Säulen der Delirprävention und -therapie

Da die Grundprinzipien der Delirprävention sich mit denen der Behandlung decken, haben wir eine Checkliste (▶ Kap. 12) erstellt, die sowohl bei der Vorbeugung als auch bei der Therapie eingesetzt werden kann.

8.1 Allgemeine Maßnahmen des gesamten multiprofessionellen Teams

- vertrauensfördernde und sichere Umgebung hergestellt
- kognitionsadäquate wertschätzende Kommunikation
- Angebot entlastender Gespräche ausgesprochen
- Betroffene aufgeklärt und einbezogen
  - Aufklärung über Delir
  - Patient*in als Delirsensor: Ernstnehmen von (häufig schamhaften) Sorgen, Desorientierung etc.
  - Förderung von Selbstwirksamkeit: Formulierung von Tageszielen
  - ggf. Hinzuziehen von Dolmetscher*innen
- Angehörige einbezogen und zu Besuchen ermutigt
  - Aufklärung über Delir
  - Anleiten zur Stimulation (bestärkende Kommunikation, Mitbringen vertrauter Gegenstände oder Bilder, Kreuzworträtsel etc.)
  - ggf. Anlernen Angehöriger zur Mithilfe bei der Mobilisation, Massage, Mundpflege etc.
- Sturzprophylaxe etabliert
  - frühe Mobilisierung mit funktionierenden Hilfsmitteln und sicherem Schuhwerk
  - Beseitigung von Gefahren im Umfeld
- zirkadiane Rhythmik gefördert
  - stimulierende Angebote am Tag, Mobilisierung zu Mahlzeiten
  - Abdunklung und Ruhe in der Nacht
  - bei Schlafstörungen Erwägen von Melatonin p. o. (2–5 mg 3 h vor dem Zubettgehen) (Cruz-Sanabria et al., 2024)

- (Re-)Orientierungsmaßnahmen angeboten
  - Hilfsmittel (geputzte Brille, funktionstüchtige Hörgeräte, Zahnprothesen etc.) am Tag eingesetzt
  - aktuelles Datum und Uhr gut sichtbar im Zimmer angebracht
  - Zimmer und Wege verständlich beschildert

8.2 Pflegerische und spezialtherapeutische Maßnahmen

- basal stimulierende Pflege
  - Dekubitusprophylaxe notwendig?
- Mobilisierung und gezielte Physiotherapie
  - Notwendigkeit einer Thromboseprophylaxe?
  - Notwendigkeit einer gezielten Pneumonieprophylaxe?
- ausreichende Kalorienzufuhr in adäquater Kostform gesichert
  - ggf. Rücksprache mit Logopädie und/oder Ernährungsberatung
  - Nahrungskarenzen möglichst kurz halten
  - ggf. Wunschkost anbieten
  - Cave: Schluckstörungen bei hypoaktiven Delirphasen!
- regelmäßige Miktion und Defäkation
  - Abführmaßnahmen notwendig?

8.3 Ärztliche Maßnahmen

- Priorität hat die Ursachenabklärung und -behandlung
- Berücksichtigung von Differentialdiagnosen (siehe ▶ Kap. 5)

- Monitoring von Blutdruck und Sauerstoffsättigung, ggf. Behandlung von arterieller Hypo- oder Hypertonie sowie Behandlung von Hypoxie
- Infektionsdiagnostik und ggf. Sanierung
    - Oralisierung von Antibiotika möglich?
    - Anpassung an Resistogramm erfolgt?
- Ausgleich des Elektrolyt- und Flüssigkeitshaushalts
    - Trinkmenge und Gewicht ggf. protokollieren
    - häufige Hypokaliämie mit adäquater Zufuhr therapieren
    - Hyponatriämie langsam ausgleichen (stündlich < 0,5 mmol/l) wegen Gefahr des Demyelinisierungssyndroms (Lambeck et al., 2019)
- Re-Evaluation bestehender Medikation im Medication Review (s. ▶ Kap. 7)
    - vollständige Medikation erheben, auch OTC-Präparate und Bedarfsmedikation erfragen
    - Sind kürzlich Änderung erfolgt?
    - Ist eine fehlerhafte Einnahme möglich?
    - Absetzen bzw. Ausschleichen nicht indizierter Medikation, insb. anticholinerge Substanzen, Sedativa (insb. Benzodiazepine), Opioide, sowie in Rücksprache mit Psychiatrie auch Antipsychotika
    - Eindosierung neuer Medikamente nach dem Prinzip »start low, go slow«
- verzichtbare Zugänge (Harnblasenkatheter, venöse Zugänge, Nasogastralsonden etc.) entfernt
- keine Tagessedierung zum Erhalt des Tag-Nacht-Rhythmus
- Schmerztherapie Basis- und Bedarfsmedikation suffizient
    - Kontrolle anhand regelmäßiger Assessments
    - keine Überforderung durch Eigensteuerung von Bedarf!
- Evaluation möglicher (zusätzlicher) Entzugssyndrome
    - insb. bei Alkohol, Benzodiazepinen und GHB/GBL immer Symptomscoring und ggf. Therapie einleiten (s. ▶ Kap. 11.9)
    - Alle Patient*innen mit Alkoholabhängigkeit erhalten für die Dauer des Entzugs 2 × 100 mg p. o. Vit. B1 zur Prophylaxe, alle mit neurologischen Auffälligkeiten, Schluckstörungen, Erbrechen oder notwendiger i.v. Glukosegabe mind. 3 × 250 mg i.v. (in letztem Fall *vor* Glukose) und alle mit (V.a.) Wernicke-

Enzephalopathie 3 × 500 mg i.v. für mind. drei Tage (s. ▶ Kap. 11.9)
- sorgfältige Planung und Erklärung notwendiger Interventionen
- Einsatz von 1:1-Betreuung, um freiheitsentziehende Maßnahmen wie z. B. Fixierung zu vermeiden
  - regelmäßige kritische Re-Evaluation der Maßnahme

Besonderheiten der Diagnostik, Prävention und Therapie bei spezifischen Erkrankungen bzw. in speziellen Settings finden sich in den entsprechenden Kapiteln (s. ▶ Kap. 11).

Merke

Bei Vorliegen eines Delirs oder dem Verdacht darauf müssen in erster Linie behandelbare Ursachen identifiziert werden. Häufig sind dies mehrere.

Nur bei nicht-medikamentös unzureichend behandelbaren Unruhezuständen, belastenden psychotischen Symptomen oder Eigen-/Fremdgefährdung kommen Antipsychotika zum Einsatz.

Die Auswahl erfolgt entsprechend der Delirsymptomatik, Vorerkrankungen und möglichen Interaktionen.

Nach erfolgreicher Behandlung soll eine Nachbesprechung mit Betroffenen und Angehörigen stattfinden (siehe »Exkurs: Betroffenenerleben und Nachbesprechung« in ▶ Kap. 10).

8.4 Pharmakologische Therapie des Delirs

Die pharmakologische Delirbehandlung erfolgt rein symptomatisch, z. B. bei eigen- und fremdaggressivem Verhalten, bei psychotischen Symptomen oder zur Herstellung eines Tag-Nacht-Rhythmus. Die Medikation hat nach aktuellem Kenntnisstand keinen verkürzenden

Einfluss auf die Delirdauer und das Outcome nach dem Delir, und sollte aufgrund der potenziellen Nebenwirkungen so kurz und niedrig wie möglich gewählt werden. Unter Umständen kann die Therapie mit – vor allem sedierenden – Psychopharmaka die Reorientierung sogar verzögern.

Allgemeine Hinweise:

- 12-Kanal-EKG vor Erstgabe oder Erhöhung der Antipsychotika (QTc-Zeit, s. ▶ »Exkurs: CAVE QTc«)
- Vorerkrankungen, Wirkdauer und Interaktionen berücksichtigen
- regelmäßiges Delirscreening mind. 1 ×/Tag unter laufender Medikation
- tägliche Reevaluation der Indikation, bei Rückgang der Symptomatik Ausschleichen der Medikation

Exkurs: QTc-Zeit unter Pharmakotherapie

Das Risiko für maligne Rhythmusstörungen nimmt bei Verlängerung der QTc-Zeit zu. Unabhängig vom Alter sollte die QTc-Zeit für Frauen unter 480 ms und für Männer unter 470 ms liegen. Bei beiden Geschlechtern besteht bei einer QTc-Zeit über 500 ms dringender Handlungsbedarf. Vor und unter der Anwendung potenziell QTc-verlängernder Medikamente müssen daher Kontrollen von EKG, Elektrolyten, Nieren- und Leberfunktion erfolgen sowie mögliche Interaktionen mit anderen Medikamenten beachtet werden (Veltmann & Dobrev, 2020).

Tab. 8.1: Antipsychotika – Wirkungsweise (in Zusammenarbeit mit Annika Haase und Dr. Sophie Leroy)

	Sedierung	Anticho-linerg	Orth. Hypotonie	QTc-Zeit!	Dosis (mg)	HWZ (h)	Flüssige Form
Klassische niederpotente Antipsychotika: psychomotorische Unruhe							
Melperon	+++	(+)	++	++	25–50	4–6	ja
Pipamperon	+++	(+)	+	+	20–40	17–22	ja
Atypische Antipsychotika: psychotische Symptomatik							
Risperidon	+	(+)	+	+	0,5–1	3 (24)	ja
Besonderheit: Parkinson und Lewy-Körper-Demenz							
Quetiapin	++	+	++	+	12,5–75	7–12	nein
Clozapin	+++	+++	+++	++	6,25–12,5	10–24	ja
Klassische hochpotente Antipsychotika: psychotische Symptome (akut und ausgeprägt)							
Haloperidol	+	++	+	+++	1–2	24	ja

SYMPTOMORIENTIERTE DELIRBEHANDLUNG

Gestörter Tag-/Nacht-Rhythmus	Psychomotorische Unruhe	Psychotische Symptomatik	Akute Eigen-/Fremdgefährdung
Melatonin 2–4 mg p. o., 2 h vor Schlafenszeit **Daridorexant** 25–50 mg p. o. z. N.	**Melperon** 25–50 mg p. o., 3x/d **Pipamperon** 12–40 mg p. o., 1–2x/d **Quetiapin** 25–50 mg p. o., 1–3x/d	**Risperidon** 0,25 mg b. B. p. o. **Quetiapin** 25–50 mg p. o., 1–3x/d	**Lorazepam (im Notfall)** 0,5 mg b. B. p. o. ggf. i. v. **Haloperidol (im Notfall)** 0,5–1 mg, max. 5 mg/d p. o. ggf. s. c. oder i. m. (EKG-Kontrolle!)

Hinweis: Sedierung sollte tagsüber n. Möglichkeit vermieden werden. Zu verfügbaren Darreichungsformen der Präparate siehe Kapitel 11.4.

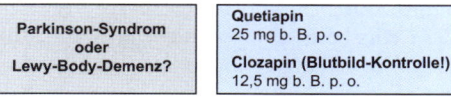

Parkinson-Syndrom oder Lewy-Body-Demenz?	**Quetiapin** 25 mg b. B. p. o. **Clozapin (Blutbild-Kontrolle!)** 12,5 mg b. B. p. o.

Abb. 8.2: Pharmakotherapie bei Delir (in Zusammenarbeit mit Dipl.-Pharm. Annika Haase und Dr. Sophie Leroy)

8.5 Literatur

Cruz-Sanabria, F., Bruno, S., Crippa, A. et al. (2024). Optimizing the Time and Dose of Melatonin as a Sleep-Promoting Drug: A Systematic Review of Randomized Controlled Trials and Dose–Response Meta-Analysis. *J. Pineal Res.*, 76(5), e:12985. https://doi.org/10.1111/jpi.12985

Lambeck, J., Hieber, M., Dreßing, A. et al. (2019). Central Pontine Myelinosis and Osmotic Demyelination Syndrome. *Dtsch. Ärzteblatt Int.*, 116, 600–606. https://doi.org/10.3238/arztebl.2019.0600

Veltmann, C., & Dobrev, D. (2020). Berücksichtigung QTc-verlängerndes Potenzial: »Vor Einleitung einer Therapie mit Antibiotika, Antipsychotika, Antiarrhythmika soll die Gefahr einer klinisch relevanten QTc-Verlängerung geprüft werden«. *Kardiologe*, 14, 32–34. https://doi.org/10.1007/s12181-019-00366-z

9 Strukturelle Voraussetzungen

9.1 Gesundheitsökonomische Bedeutung

Neben der medizinischen Notwendigkeit zur Prävention und Behandlung des Delirs bestehen wesentliche gesundheitsökonomische Aspekte. Deren Darstellung ermöglicht es, Investitionen leichter zu quantifizieren, und belastbare Daten erleichtern die Kommunikation mit Kostenträgern.

Laut dem Statistischen Bundesamt beträgt die jährliche Inzidenz stationärer Behandlungsfälle in der Altersgruppe ≥ 65 Jahre ca. 41.000/100.000 Personen. Bei 18,4 Millionen Patienten dieser Altersgruppe und einer Delirinzidenz von 10–20 % ergeben sich jährlich etwa 750.000–1.500.000 Delirfälle. Dies führt zu 2,25–4,5 Millionen Behandlungstagen pro Jahr. Zum Vergleich: Schlaganfall- und Herzinfarktinzidenzen liegen bei ca. 300.000 bzw. 270.000 Fällen pro Jahr.

Das Delir verursacht erhebliche Kosten durch erhöhten Ressourcenverbrauch (Material, Diagnostik, Pflegeaufwand) und verlängerte Liegezeiten. Im DRG-System werden diese Kosten unzureichend refinanziert: Hauptdiagnosen werden oft falsch kodiert, und längere Liegedauern sind in Fallpauschalen nicht abgebildet. Direkte Kosten betragen ca. 1.500–2.000 € pro Fall; Opportunitätskosten durch Liegezeitverlängerung etwa 8.000 € (Fleischmann, 2023).

9.2 Strukturen der ambulanten Prävention des Delirs

Prächirurgische Ambulanz:

- Prävention durch Erhöhung der Resilienz mittels kognitiven Trainings (Humeidan et al., 2021)
- risikoadaptierte Planung der Intervention; Risikoabschätzung mittels Prädiktionsmodellen möglich (z. B. Pre-Interventional Preventive Risk Assessment).

Medikationsanalyse:

- Vermeiden delirogener Medikamente (s. »Exkurs: Medication Review« in ▶ Kap. 7)
- Jährlich kann eine pharmazeutische Überprüfung der Medikation als abrechenbare Leistung in Apotheken erfolgen (sog. Erweiterte Medikationsanalyse bei Polymedikation; Deutscher Apothekerverband e.V., 2022)

Hausärztlich-geriatrisches Assessment:

- Hausärztlich sind geriatrische Assessments als abrechenbare Leistung hinterlegt und können bei älteren Patient*innen Risikofaktoren eines Delirs identifizieren (Lachs et al., 1990).

9.3 Stationäre Prävention und demenzsensibles Krankenhaus

Ungefähr 30–40 % der Delirfälle können durch Prävention verhindert werden. Strukturdefizite wie fehlende Schulungen, Überforderung des Personals und Ressourcenmangel behindern jedoch die Umsetzung. Dedizierte Präventionsteams bieten Vorteile:

- keine Ablenkung durch andere Verpflichtungen
- Nutzung evidenzbasierter Scoring-Systeme und Maßnahmen
- Entlastung des Personals durch gezielte Risikopatienten-Identifikation
- strukturierte Erfassung von Diagnosen zur angemessenen Kodierung

Studien wie die PAWEL-Studie zeigen, dass Multikomponenten-Interventionen die Delirwahrscheinlichkeit um bis zu 23 % senken können (Deeken et al., 2022). Eine Metaanalyse belegt Reduktionen von 41–63 %.

Besondere Strukturen: Der Qualitätsvertrag Postoperatives Delir (QV-POD; Gemeinsamer Bundesausschuss, 2024) unterstützt Krankenhäuser bei der Umsetzung standardisierter Prävention, Früherkennung und Nachsorge (G-BA, o. D.).

> **Merke**
>
> Jährlich entstehen 2,25–4,5 Millionen Behandlungstage durch Delir mit hohen Kosten.
>
> Strukturierte Prävention reduziert die Delirinzidenz und verbessert die Wirtschaftlichkeit.
>
> Spezialisierte Teams und standardisierte Systeme sind effektive Ansätze für Prävention und Behandlung.

9.4 Literatur

DAV. (2022). Erweiterte Medikationsberatung bei Polymedikation: Leistungsbeschreibung der pharmazeutischen Dienstleistung. https://www.ab

da.de/fileadmin/user_upload/assets/Pharmazeutische_Dienstleistungen/pDL/Medikationsberatung/pDL_MB_Leistungsbeschreibung_DAV.pdf

Deeken, F., Sanchez, A., Rapp, M. A. et al. (2022). Outcomes of a Delirium Prevention Program in Older Persons After Elective Surgery: A Stepped-Wedge Cluster Randomized Clinical Trial. *JAMA Surg*, *157*(2), e216370. https://doi.org/10.1001/jamasurg.2021.6370

Fleischmann R. (2023). *Erlösrelevanz der Einführung eines Delirpräventionsteams in der stationären Versorgung älterer Patienten* [Masterthesis]. Erlangen-Nürnberg: Friedrich-Alexander-Universität.

G-BA. (o. D.). Qualitätsverträge zwischen Krankenkassen und Kliniken. https://www.g-ba.de/themen/qualitaetssicherung/weitere-bereiche/leistungsbereiche-qualitaetsvertraege/

Humeidan, M. L., Otey, A., Zuleta-Alarcon, A. et al. (2015). Perioperative Cognitive Protection-Cognitive Exercise and Cognitive Reserve (The Neurobics Trial): A Single-blind Randomized Trial. *Clinical therapeutics*, *37*(12), 2641–2650. https://doi.org/10.1016/j.clinthera.2015.10.013

Humeidan, M. L., Reyes, J. C., Mavarez-Martinez, A. et al. (2021). Effect of Cognitive Prehabilitation on the Incidence of Postoperative Delirium Among Older Adults Undergoing Major Noncardiac Surgery: The Neurobics Randomized Clinical Trial. *JAMA Surg.*, *156*(2), 148–156. https://doi.org/10.1001/jamasurg.2020.4371

Lachs, M. S., Feinstein, A. R., Cooney, L. M. et al. (1990). A simple procedure for general screening for functional disability in elderly patients. *Annals of internal medicine*, *112*(9), 699–706. https://doi.org/10.7326/0003-4819-112-9-699

10 Langzeitfolgen des Delirs und Nachsorge

unter Mitarbeit von Andrea Lohse

> **Exkurs: Betroffenenerleben und Nachbesprechung**
>
> Im klinischen Alltag, wie zum Beispiel auf einer geriatrischen Frühreha-Station, berichten Patient*innen immer wieder von ihren Erfahrungen während eines Delirs. Solche Schilderungen bieten wertvolle Einblicke in die Perspektive der Betroffenen und können dazu beitragen, das Erleben und Empfinden in diesem akuten Verwirrtheitszustand besser zu verstehen. Ein solches Verständnis ist essenziell, um Delirien nicht nur korrekt zu diagnostizieren, sondern auch angemessen zu behandeln.
>
> Exemplarisch lässt sich dies anhand der Erfahrungen einer 88-jährigen geriatrischen Patientin veranschaulichen, die ein postoperatives Delir erlebt hatte. Sie beschrieb ihren Zustand wie folgt:
>
> »Ich fühlte mich, als wäre ich entführt worden. Ich habe dann getreten und mich mit Händen und Füßen gewehrt. Auch aus dem Fernseher kamen komische Geräusche, das habe ich in Verbindung mit der Entführung gebracht. Ich hatte das Gefühl, der Teufel habe Besitz von mir ergriffen. Ich bin gar nicht ich selbst gewesen […] In dem Moment habe ich das alles nicht verstehen können, ich konnte weder Ärzte noch Pflegepersonal erkennen, ich konnte nichts begreifen, teilweise war ich nicht in der Lage, meine Augen zu öffnen. Und gleichzeitig fühlte sich alles so real und vor allem bedrohlich an. Ich hatte Todesangst!«
>
> Auf die Frage, was ihr im Delir geholfen und sie beruhigt habe, antwortete die Patientin:
>
> »Als eine Freundin von mir meine Wange streichelte und die ganze Zeit ruhig mit mir sprach – das tat mir gut und ließ mich

einen Moment zur Ruhe kommen [...] Und auch nach einem Gespräch mit meinem Sohn, der mich dann nach dem Ganzen über diesen Krankheitszustand aufklärte, fühlte ich mich besser.«

Da der Verlauf eines Delirs sehr individuell ist, lassen sich die Erfahrungen der Betroffenen nicht verallgemeinern. Ebenso können nicht alle Patient*innen ihre Erlebnisse so reflektiert schildern wie die genannte Patientin. Viele zögern aus Scham oder Verunsicherung, über das Erlebte zu sprechen, häufig aus Angst, als »verrückt« wahrgenommen zu werden.

Eine behutsame Nachbesprechung kann dabei helfen, das Erlebte zu verarbeiten. Dabei hat es sich bewährt, allgemeine Fragen zu stellen, etwa nach »merkwürdigen Träumen«, bei denen die Grenze zwischen Traum und Realität verschwamm, und den Patient*innen Raum zu geben, ihre Erfahrungen zu schildern. Wichtig ist, die geschilderten Gefühle zu validieren, ohne das Erlebte zu kommentieren oder zu bewerten. Stattdessen sollte Unterstützung bei der Einordnung und Normalisierung der Erlebnisse geleistet werden. Die Aufklärung über das Krankheitsbild Delir wirkt dabei oft beruhigend und entlastend, da das Benennen des Phänomens und die Erklärung, dass viele Menschen in vergleichbaren Situationen ein Delir erleben können, den Betroffenen Sicherheit geben.

Die Vermittlung dieser Informationen sollte an die individuelle Situation der Patient*innen angepasst werden. Bei kognitiven Beeinträchtigungen kann es hilfreich sein, die Aufklärung in mehreren kurzen Gesprächen mit Wiederholungen zu gestalten. Eine Nachbesprechung ist jedoch meist erst sinnvoll, wenn das Delir vollständig überstanden ist, da eine Konfrontation während eines akuten oder abklingenden Delirs verunsichernd wirken kann. Eine sorgfältige Verhaltensbeobachtung ist dabei essenziell, um den richtigen Zeitpunkt für eine solche Nachbesprechung zu wählen.

10.1 Nachsorge

Angehörigenberatung

Etwa 25 % der Patient*innen benötigen nach einem Delir regelmäßig Hilfe von Angehörigen. Eine fundierte Beratung hilft ihnen dabei, die Langzeitfolgen besser zu verstehen und geeignete Maßnahmen zu ergreifen. In Deutschland gibt es verschiedene Möglichkeiten der finanziellen Förderung zur Unterstützung von Patient*innen mit Delir und deren Angehörigen:

- Das *Pflegeleistungs-Ergänzungsgesetz* (z. B. Pflege in Familien fördern, PfiFf) bietet finanzielle Unterstützung und Beratungsangebote für pflegende Angehörige, einschließlich Zuschüsse für Pflegehilfsmittel, Umbaumaßnahmen im Wohnumfeld und Pflegekurse.
- *Pflegestützpunkte* bieten umfassende Beratungen zu Pflege- und Betreuungsleistungen und helfen Angehörigen, sich im System der Pflegeversicherung zurechtzufinden.
- *Selbsthilfegruppen* und *ehrenamtliche Initiativen* bieten Austauschmöglichkeiten, emotionale Unterstützung und praktische Tipps für den Alltag.

Gesundheitseinrichtungen

Nach der stationären Behandlung von Delir-Betroffenen gibt es verschiedene Optionen, die eine umfassende Betreuung und Unterstützung sicherstellen:

- Rehabilitationseinrichtungen: Spezielle Rehabilitationsprogramme können helfen, Alltags- und kognitive Funktionen zu verbessern (Neuropsychologische Rehabilitation).
- Geriatrische Behandlung (z. B. Tagesklinik, Komplexbehandlungen): Anforderungen der Altersmedizin integrieren (z. B. Frailty, Sarkopenie), interdisziplinäre Komplexbehandlungen, umfassende medizinische, psychologische und soziale Bedürfnisse.

- Ambulante Nachsorge: Regelmäßige Besuche bei Neurolog*innen oder Psychiater*innen können zur Überwachung neuropsychiatrischer Symptome, kognitiver Funktionen und zur Anpassung der Medikation beitragen.
- Tagespflege: Diese bieten strukturierte Tagesprogramme, die therapeutische Aktivierung und soziale Aktivitäten umfassen.

Langzeitfolgen

- 25% der Patient*innen benötigen nach einem Delir zusätzliche Pflege, 10% werden nach einem Delir in ein Pflegeheim entlassen (Austin et al., 2019).
- 40% der Betroffenen leiden nach zwölf Monaten unter anhaltenden kognitiven Beeinträchtigungen (Pandharipande et al., 2013).
  - 15% der Patient*innen erfüllen die Kriterien für Mild Cognitive Impairment.
  - 30% der Patient*innen entwickeln innerhalb von fünf Jahren nach einem Delir eine Demenz (Leighton et al., 2019).
- Ca. 15–20% der Patient*innen müssen nach einem Delir innerhalb eines Monats erneut stationär aufgenommen werden (Laut et al., 2021).

> **Merke**
>
> Ein Delir kann schwerwiegende Langzeitfolgen wie kognitive Beeinträchtigungen, erhöhte Pflegebedürftigkeit und ein erhöhtes Risiko für Demenz haben.
>
> Nach einem Delir benötigen etwa 25% der Betroffenen zusätzliche Pflege und oft Unterstützung durch Angehörige, die durch Beratung und finanzielle Hilfen unterstützt werden können.
>
> Gesundheitseinrichtungen wie Rehabilitationseinrichtungen, geriatrische Komplexbehandlungen und ambulante Nachsorge verbessern die kognitive und funktionelle Erholung nach einem Delir.

> Nachbesprechungen sollten behutsam durchgeführt werden, um Patient*innen das Erlebte einzuordnen, Ängste zu nehmen und eine bessere Verarbeitung zu ermöglichen.

10.2 Literatur

Austin, C. A., O'Gorman, T., Stern, E. et al. (2019). Association Between Postoperative Delirium and Long-term Cognitive Function After Major Nonemergent Surgery. *JAMA Surg*, *154*(4), 328–334. https://doi.org/10.1001/jamasurg.2018.5093

Lau, H. L., Patel, S. D., Garg, N. (2021). Causes and Predictors of 30-Day Readmission in Elderly Patients With Delirium. *Neurol Clin Pract.*, *11*(3), e251-e60. https://doi.org/10.1212/CPJ.0000000000000976

Leighton, S. P., Herron, J. W., Jackson, E. et al. (2019). Delirium and the risk of developing dementia: a cohort study of 12.949 patients. *Journal of neurology, neurosurgery, and psychiatry*, *93*(8), 822–827. https://doi.org/10.1136/jnnp-2022-328903

Pandharipande, P. P., Girard, T. D., Jackson, J. C. et al. (2013). Long-term cognitive impairment after critical illness. *The New England journal of medicine*, *369*(14), 1306–1316. https://doi.org/10.1056/NEJMoa1301372

11 Delir in besonderen Settings

11.1 Delir auf Intensivstationen

Bis zu 80 % aller Patient*innen auf Intensivstationen erleiden im Laufe ihres Aufenthalts ein Delir (Intensive-Care-Unit(ICU)-Delir). Neben den bekannten Risikofaktoren kommen beim ICU-Delir situative Risikofaktoren wie mechanische Beatmung, Sepsis, mangelhafte Schmerzkontrolle, Gabe von Benzodiazepinen und Opioiden sowie Notwendigkeit invasiver Prozeduren (z. B. Endoskopie, Operationen) zum Tragen (AWMF DAS-Leitlinie, 2020). Bisherige Risikokalkulationsinstrumente (z. B. PRE-DELIRIC) sind komplex und weisen lediglich eine situationsspezifische/kontextsensitive diagnostische Validität auf (Boogaard et al., 2018)

Das ICU-Delir hat erhebliche Folgen für die Rekonvaleszenz und das Behandlungsergebnis. Betroffene weisen eine verlängerte Beatmungsdauer, eine verlängerte Verweildauer auf der Intensivstation sowie eine verschlechterte kognitive Leistung noch ein Jahr nach der Entlassung von der Intensivstation auf (Pandharipande et al., 2013). Auch bereits das subsyndromale Delir (Prä-Delir, Patient*innen mit grenzwertigen Screeningergebnissen) scheint zumindest mit einer an den Krankenhausaufenthalt anschließenden Institutionalisierung (in Rehabilitation, Pflegeheim, Hospiz etc.) assoziiert zu sein.

11.1.1 Diagnostik

- Das Behandlungsziel und der aktuelle Grad von Analgesie, Sedierung, Angst und Delir sollen standardisiert mindestens *einmal*

pro Schicht (in der Regel achtstündlich) erhoben und dokumentiert werden.
- *Delirscreeningtools: CAM-ICU* (wenn RASS > –3 Pkt., besonders geeignet für intubierte Patienten) und *ICDSC*. Die Nursing Delirium Screening Scale *(Nu-DESC)* ist bei geringem Schulungsaufwand ebenfalls geeignet, sollte aber bei einem Punktwert ≥ 1 durch einen weiteren diagnostischen Test ergänzt werden.
- Bei einem RASS ≤ –3 oder vorbekannten kognitiven Einschränkungen sollte der ICDSC oder Nu-DESC genutzt werden.
- Die Testung erfolgt *nach Möglichkeit* ohne Sedierung und wird im Kontext eines zeitgleich gemessenen RASS-Scores bewertet.
- EEG-gestützte Monitoringverfahren können ab einem RASS < –3 Übersedierung vermeiden.
- Bei Patient*innen mit unklaren Bewusstseinsstörungen und/oder fehlender Fluktuation (z. B. hypoaktivem Delir) soll der Ausschluss eines nonkonvulsiven Status mittels EEG erfolgen sowie die Indikation zu CT, CT-Angiografie und Lumbalpunktion geprüft werden.

11.1.2 Prävention und Behandlung

- Verzicht auf tiefe Sedierung (RASS-Ziel: 0 bis –1 Pkt.), wenige Ausnahmen: ICP-Steigerung, Status epilepticus, ARDS, akuter Schock, Lagerungstherapie (Bauchlage)
- bei länger andauernder sedierender Therapie: Ausschleichen der Sedierung
- konsequente Beachtung von Komorbiditäten und konsequente Behandlung von auslösenden Faktoren (u. a. Infektionen, Schmerzen)
- Fortsetzen einer etwaigen psychiatrischen Dauermedikation
- konsequente Therapie einer Hypertension
- nicht pharmakologische Prävention des Delirs *bei allen* intensivmedizinisch Behandelten durchführen: tagsüber aktivierend, nachts schlaffördernd
- Eine *pharmakologische Delirprävention* sollte bei intensivmedizinisch Behandelten **nicht** regelhaft durchgeführt werden. *Die intraoperative Gabe von Dexmedetomidin* zeigte bei chirurgischen

Patient*innen eine Reduktion der Delirinzidenz und wird zur Delirprävention in dieser Patientengruppe anhand der aktuellen Daten empfohlen.
- Bei der Indikation zur Stressreduzierung, vegetativer Dämpfung und zur Behandlung des ICU-Delirs sollten vorrangig Alpha-2-Agonisten (Dexmedetomidin oder Clonidin) eingesetzt werden.

Medikamentöse Delirtherapie in Abhängigkeit der Symptomausprägung

- *Psychotische Symptome/Halluzinationen:* Neuroleptika (Haloperidol, Risperidon, Quetiapin), CAVE: QTc und mögliche Hypomagnesiämie behandeln; neurologisches Monitoring auf Frühdyskinesien
- *Schmerzen:* opioidbasierte Analgesie
- *Störungen des Tag-Nacht-Rhythmus:* Melatonin
- *Angst:* kurzwirksame Benzodiazepine bolusweise niedrigdosiert nur im Ausnahmefall
- *Agitation:* Alpha-2-Agonisten
- *Vegetative Symptomatik:* Alpha-2-Agonisten, ggf. Betablocker
- Fixierungsmaßnahme vermeiden; wenn unvermeidlich: Fixierungszeiträume auf Minimum beschränken, Fixierungsprotokoll obligat. CAVE: rechtliche Voraussetzungen des jeweiligen Staates bzw. Bundeslandes beachten

Merke

- Delirscreeningtools: CAM-ICU (wenn RASS $\geq$ 3 Pkt.), ICDSC oder Nu-DESC einmal pro Schicht anwenden
- Delirprävention: Verzicht auf tiefe Sedierung, Fortsetzen einer etwaigen psychiatrischen Dauermedikation, ggf. Dexmeditomidin bei chirurgischen Patienten erwägen
- Symptomorientierte Delirtherapie:
  - bei psychotischen Symptomen: Haloperidol, Risperidon, Olanzapin, Quetiapin, Schmerztherapie
  - Agitation/vegetative Symptomatik: Dexmeditomidin

- Fixierungsmaßnahmen vermeiden

11.1.3 Literatur

AWMF. (2020). S3-Leitlinie Analgesie, Sedierung und Delirmanagement in der Intensivmedizin (DAS-Leitlinie 2020). https://register.awmf.org/assets/guidelines/001-012l_S3_Analgesie-Sedierung-Delirmanagement-in-der-Intensivmedizin-DAS_2021-08.pdf

Pandharipande, P. P., Girard, T. D., Jackson, J. C. et al. (2013). Long-term cognitive impairment after critical illness. *N Engl J Med., 369*(14), 1306–1316. https://doi.org/10.1056/nejmoa1301372

Van den Boogaard, M., Schoonhoven, L., Maseda, E. et al. (2018). Delirium (PRE-DELIRIC) prediction model for intensive care patients, version 2 (recalibrated). https://www.evidencio.com/models/show/608

11.2 Perioperatives Management zur Prävention eines Delirs

unter Mitarbeit von Thomas Saller

Das perioperative Management bietet eine Möglichkeit, die Entstehung eines postoperativen Delirs (POD) durch frühzeitige Risikobewertung und gezielte präventive Maßnahmen zu reduzieren. Multidisziplinäre Ansätze und evidenzbasierte Strategien sind entscheidend, um die Versorgung dieser Risikopatient*innen zu optimieren (Deeken et al., 2022).

11.2.1 Diagnostik

- *Präoperatives Screening:* Während der anästhesiologischen Visite sollten Risikofaktoren wie Frailty und kognitive Defizite systematisch erfasst werden. Validierte Instrumente wie der Geri-Check

oder der ISAR-Test sind hilfreich, um potenzielle Risiken frühzeitig zu identifizieren (Deeken et al., 2022).
- *Intraoperatives Monitoring:* Ein prozessiertes EEG (pEEG) kann intraoperative Anästhetika-Dosierungen optimieren, Burst Suppression minimieren und dadurch das Risiko eines Delirs reduzieren (Bocskai et al., 2020).
- *Postoperative Delir-Überwachung:* Ein strukturiertes Delirscreening sollte bis zu fünf Tage nach der Operation durchgeführt werden, z. B. mit dem 4AT. Dieses multiprofessionelle Vorgehen fördert eine frühzeitige Erkennung (Saller et al., 2019).

11.2.2 Prävention und Behandlung

- *Präventive Maßnahmen:* Identifikation von kognitiven Defiziten, Frailty, Ernährungstherapie und prähabilitative Programme verbessern die Resilienz älterer Patient*innen. Auch Gespräche über Behandlungsziele, Patientenverfügungen und Vorsorgevollmachten sind hilfreich (Deeken et al., 2022).
- *Anästhesie-Management:* Die Entscheidung zwischen Allgemein- und Regionalanästhesie sollte partizipativ erfolgen. Während beide Verfahren als gleichwertig gelten, kann Regionalanästhesie Schmerzen als Delirtrigger reduzieren (Li et al., 2022).
- *Perioperative Delir-Bundles:* Multikomponenteninterventionen umfassen kurze Nüchternzeiten, die Mitnahme von Seh- und Hörhilfen, Frühmobilisation, reorientierende Maßnahmen und raschen Kostaufbau. Diese Maßnahmen haben sich als effektiv in der Prävention erwiesen (Deeken et al., 2022).
- *Pharmakologische Interventionen:* Dexmedetomidin (0,7–0,9 µg/kg/h nach Bolusgabe von 0,5 µg/kg) zeigt neuroprotektive und entzündungshemmende Effekte und kann das Delirrisiko verringern (van Norden et al., 2021).
- *Postoperative Betreuung:* Frühzeitige Mobilisation, die Einbindung von Angehörigen und eine strukturierte Nachsorge sind zentrale Bestandteile der Versorgung.

> **Merke**
>
> Präoperatives Screening und interdisziplinäre Planung reduzieren das Delirrisiko erheblich.
> Delir-Bundles mit Reorientierung, Mobilisation und kurzen Nüchternzeiten wirken präventiv.
> Dexmedetomidin und pEEG-Monitoring ergänzen evidenzbasierte nicht pharmakologische präventive Maßnahmen.

11.2.3 Literatur

Bocskai, T., Kovacs, M., Szakacs, Z. et al. (2020). Is the bispectral index monitoring protective against postoperative cognitive decline? A systematic review with meta-analysis. *PLoS One*, *15*(2), e0229018. https://doi.org/10.1371/journal.pone.0229018

Deeken, F., Sánchez, A., Rapp, M. A. et al. (2022). Outcomes of a Delirium Prevention Program in Older Persons After Elective Surgery: A Stepped-Wedge Cluster Randomized Clinical Trial. *JAMA Surg*, *157*(2), e216370. https://doi.org/10.1001/jamasurg.2021.6370

Li, T., Li, J., Yuan, L. et al. (2022). Effect of Regional vs General Anesthesia on Incidence of Postoperative Delirium in Older Patients Undergoing Hip Fracture Surgery: The RAGA Randomized Trial. *JAMA*, *327*, 50–58. https://doi.org/10.1001/jama.2021.22647

Saller, T., MacLullich, A. M. J., Schafer, S. T. (2019). Screening for delirium after surgery: validation of the 4 A's test (4AT) in the post-anaesthesia care unit. *Anaesthesia*, *74*, 1260–1266. https://doi.org/10.1111/anae.14682

van Norden, J., Spies, C. D., Borchers, F. et al. (2021). The effect of perioperative dexmedetomidine on the incidence of postoperative delirium in cardiac and non-cardiac surgical patients: a randomised, double-blind placebo-controlled trial. *Anaesthesia*, *76*, 1342–1351. https://doi.org/10.1111/anae.15469

11.3 Post-Stroke-Delir

Das Post-Stroke-Delir (PSD) ist häufiger als früher angenommen. Etwa ein Drittel der Patient*innen mit ischämischem Schlaganfall sind davon betroffen, wobei folgende spezifische Risikofaktoren bekannt sind: männliches Geschlecht, Schlaganfallschwere, Infarktgröße und Infarktlokalisation (v. a. Basalganglien-/Inselrindeninfarkte) (Fleischmann et al., 2021). Etwa 25 % der Fälle eines PSD treten innerhalb von 24 h und nahezu alle Fälle innerhalb von 72 h auf (Fleischmann et al., 2021). Ein später auftretendes Delir sollte an sekundäre Komplikationen im Verlauf der Behandlung als Ursache denken lassen (z. B. Pneumonie).

11.3.1 Diagnostik

- Definierende Symptome eines Delirs wie tageszeitliche Schwankungen sowie Aufmerksamkeits- und psychomotorische Störungen ermöglichen eine Unterscheidung zwischen globaler (Delir) und fokaler (Schlaganfall) Hirnfunktionsstörung.
- Für das Screening eines PSD sollten validierte Instrumente mindestens einmal täglich verwendet werden (siehe ▶ Tab. 11.1).
- Die routinemäßige zerebrale Bildgebung bei Auftreten eines PSD ohne weitere fokalneurologische Veränderungen und bei typischem Verlauf ist nur selten ergiebig hinsichtlich neuer intrakranieller Pathologien (Vijayakrishnan et al., 2015), sollte jedoch in Risikokonstellationen (z. B. Auftreten kurz nach i. v. Thrombolyse) dringend erwogen werden.
- Ein PSD mit ungewöhnlich langer Dauer (> 72 h) oder ohne typische Fluktuation der Bewusstseinsstörung sollte auch ohne myoklonische Entäußerungen an einen (non-konvulsiven) Status epilepticus denken und ein EEG erwägen lassen.

Tab. 11.1: Validierte Screeningtools für ein Post-Stroke-Delir

Tool	Sensitivität	Spezifität	Anmerkung
ICDSC (Bosselmann et al., 2019)	100 %	78 %	ohne Aphasie, cut-off ≥ 4
	90 %	75 %	mit Aphasie, cut-off ≥ 5
CAM* (Fleischmann et al., 2021)	82 %	80 %	inkl. Aphasie

* nicht CAM-ICU, da Sensitivität bei Schlaganfallpatient*innen nur 17 % (Serpa-Neto & Slooter, 2012)

11.3.2 Prävention und Behandlung des PSD

- Unnötige Fremdmaterialen und Zugänge auf der Stroke-Unit erhöhen das Delirrisiko und dessen Dauer; daher sollten diese Materialien minimiert werden (Fleischmann et al., 2021).
- Schmerzen erhöhen das Risiko und die Dauer eines PSD; benötigen jedoch bei Kommunikationsstörung eine Fremdbeobachtung mittels validierter Skalen (z. B. Critical Pain Observation Tool).
- Melatoningabe hat einen potenziellen präventiven Effekt und sollte bei Risikopatient*innen erwogen werden, aber der Evidenzgrad ist noch unzureichend für eine allgemeine Empfehlung (Mengel et al., 2021).

> **Merke**
>
> Etwa ein Drittel der Schlaganfallpatient*innen entwickelt innerhalb der ersten 72 Stunden ein Post-Stroke-Delir.
>
> Validierte Screeningtools wie ICDSC und CAM sind essenziell, wobei der ICDSC auch bei aphasischen Patient*innen geeignet ist.

Reduzieren von Fremdmaterialien und unnötigen Zugängen sowie systematisches Schmerzmanagement senken das Delirrisiko und dessen Dauer.

11.3.3 Literatur

Bosselmann, C., Zurloh, J., Stefanou, M. I. et al. (2019). Delirium Screening in Aphasic Patients With the Intensive Care Delirium Screening Checklist (ICDSC): A Prospective Cohort Study. *Front Neurol*, *10*, 1198. http://dx.doi.org/10.3389/fneur.2019.01198

Fleischmann, R., Andrasch, T., Warwas, S. et al. (2023). Predictors of poststroke delirium incidence and duration: Results of a prospective observational study using high-frequency delirium screening. *Int J Stroke*, *18*(3), 278–284. https://doi.org/10.1177/17474930221109353

Fleischmann, R., Warwas, S., Andrasch, T. et al. (2021). Course and Recognition of Poststroke Delirium: A Prospective Noninferiority Trial of Delirium Screening Tools. *Stroke*, *52*(2), 471–478. https://doi.org/10.1161/strokeaha.120.031019

Mengel, A., Zurloh, J., Bosselmann, C. et al. (2021). Delirium REduction after administration of melatonin in acute ischemic stroke (DREAMS): A propensity score-matched analysis. *European journal of neurology*, *28*(6), 1958–1966. https://doi.org/10.1111/ene.14792

Serpa Neto, A., & Slooter, A. J. (2012). Delirium detection in stroke patients. *Critical care medicine*, *40*(7), 2266–2267. https://doi.org/10.1097/ccm.0b013e31824fc115

Vijayakrishnan, R., Ramasubramanian, A., Dhand, S. (2015). Utility of Head CT Scan for Acute Inpatient Delirium. *Hosp Top*, *93*(1), 9–12. https://doi.org/10.1080/00185868.2015.1012928

11.4 Delir in der Geriatrie

Hohes Alter ist einer der zentralen Risikofaktoren für ein Delir und auch weitere zentrale Risikofaktoren wie Demenzen, Multimorbidität und Polypharmazie nehmen mit steigendem Alter an Häufigkeit zu. Auf geriatrischen Stationen liegt die Prävalenz von Delirien um 25%, unter geriatrischen Rettungsstellenpatient*innen zwischen 8 und 17%, unter Heimbewohner*innen in Rettungsstellen um 40% (Inouye et al., 2014). Der fluktuierende Verlauf, die hypoaktive Symptomatik und die erschwerte Abgrenzung von einer Demenz führen zu einer hohen Rate von bis zu 30% an unerkannten Delirien bei Hochbetagten (Hewer et al., 2018). Verläufe sind in dieser Altersgruppe oft protrahiert und mit zunehmender Dauer des Delirs nimmt die Wahrscheinlichkeit ab, das kognitive Ausgangsniveau wieder zu erreichen (Gross et al., 2012). Bei der Auswahl der Medikamente muss der Dosierung sowie dem Nebenwirkungsspektrum, insb. anticholinergen Effekten, besondere Bedeutung zugemessen werden. Absetzen bzw. Ausschleichen von Risikosubstanzen hat hier Vorrang vor symptomatischer psychopharmakologischer Therapie.

11.4.1 Diagnostik

- Der routinemäßige Einsatz von Screening-Instrumenten wie dem 4AT/AMT4, CAM oder NuDESC (siehe ▶ Kap. 6) wird empfohlen.
- Der Fremdanamnese bzgl. Verlauf und Vorerkrankungen kommt eine besondere Rolle zu (kognitives und funktionelles Ausgangsniveau, zeitlicher Verlauf der Symptome etc.).
- Die Ursachenklärung sollte ohne Zeitverzug und besonders gründlich erfolgen und ein strukturiertes Medication Review mit Screening auf Risikosubstanzen enthalten (siehe ▶ Kap. 7).
- Zu den typischen Delirursachen in der Geriatrie gehören Harnwegsinfekte, Pneumonien, Operationen, Exsikkose und Elektrolytstörungen, Harnverhalte, Schmerzen und ungeeignet dosierte Medikamente. Bei Demenzpatient*innen kann jedoch bereits ein Ortswechsel ein Delir verursachen.
- Die körperliche Untersuchung sollte unbedingt auch die ganze Haut beinhalten und auch eine sorgfältige Suche nach Wunden und Infektionen, wie bspw. einem Dekubitus, Erysipel oder Herpes zoster, umfassen.
- Eine sorgfältige neurologische Untersuchung sollte erfolgen, um Differentialdiagnosen wie Parkinsonsyndrome, Demenz mit

Lewy-Körperchen oder andere neurodegenerative Prozesse abzugrenzen.
- Eine besondere Herausforderung kann ein dementielles Syndrom darstellen, das nicht selten sogar erstmalig im Rahmen eines Klinikaufenthaltes auffällt (siehe »Exkurs: Delir und Demenz«).
- Ein geriatrisches Assessment sollte in jedem Fall durchgeführt werden (siehe hierzu Leitlinie Delir 2025 und Lehrbücher Geriatrie). Es kann u. U. subtile Risikofaktoren, Auslöser und aufrechterhaltende Faktoren eines Delirs wie Hör- oder Sehstörungen, Mangelernährung, Inkontinenz und Mobilitätseinschränkungen identifizieren, welche konsequent behandelt werden sollten. Eine pragmatische Kurzform ist z. B. das Geriatrische Screening nach Lachs (https://www.kcgeriatrie.de/fileadmin/Kcgeriatrie/Assessments/lachs.pdf).

Exkurs: Delir und Demenz

Ein Delir tritt bei Patient*innen mit Demenz signifikant häufiger auf und verläuft oft schwerer als bei Patient*innen ohne Demenz (Fong et al., 2009). Da die Symptome eines Delirs oft der Grunderkrankung zugeschrieben werden, bleibt es häufig unerkannt und unterbehandelt.

Zur Differenzierung können neben der Fremdanamnese spezifische Werkzeuge herangezogen werden:

- 4-DSD zum Screening auf Delir bei vorbekannter kognitiver Störung (Morandi et al., 2021) (▶ Kap. 12)
- FAM-CAM zum Screening auf Delir bei vorbekannter kognitiver Störung unter Einbezug von pflegerischen oder familiären Beobachtungen (Shenkin et al., 2019) (▶ Kap. 12)
- PAINAD zum Erkennen von Schmerzen bei Patient*innen mit Demenz als möglicher Delirauslöser (▶ Kap. 12)
- EEG zur Differenzierung bei unklaren Verläufen: Zunahme von Delta- und eine Abnahme von Alpha-Aktivität beim Delir und fehlende Grundrhythmusblockade beim Augenöffnen

> Eine eingehende neuropsychologische Untersuchung zur differentialdiagnostischen Zuordnung persistierender kognitiver Defizite im Rahmen der Demenzdiagnostik soll erst mit ausreichend Abstand nach vollständigem Abklingen des Delirs und Stabilisierung des kognitiven Niveaus, üblicherweise nach 4–8 Wochen, durchgeführt werden. Ggf. kann vorher noch ein Delirscreening durchgeführt werden.

11.4.2 Prävention und Behandlung

- Betroffene und Risikopatient*innen können durch ein Armband und Hinweis im Krankenhausinformationssystem gekennzeichnet werden. Sie sollten zu Untersuchungen begleitet werden, nicht warten müssen und möglichst von gleichem Personal betreut werden.
- Die geriatrische Behandlung sollte möglichst aktivierend und alltagspraktisch gestaltet werden und Möglichkeiten wie Mobilisierung zu den Mahlzeiten in den Speiseraum etc. beinhalten.
- In der Arzneimitteltherapie Hochbetagter müssen Veränderungen der Pharmakokinetik, der Leber- und Nierenfunktion sowie delirogenes Potenzial der Arzneimittel besonders berücksichtigt werden. Dies gilt sowohl in der Prävention als auch in der Therapie von Delirien. Hier helfen Handreichungen wie die FORTA-Liste. Zur weiterführenden Lektüre empfiehlt sich die »Hausärztliche S3-Leitlinie Multimedikation« (AWMF 2021).
- Multikomponenten-Interventionen wie HELLP (Hospital Elder Life Program, Inouye et al., 2014), DemDel (Hasemann et al., 2016) oder AKTIVER (Thomas et al., 2025) zeigen bessere Ergebnisse in der Prävention von Delirien als Einzelinterventionen.
- Die kausale Behandlung des Delirs nach sorgfältiger Diagnostik hat oberste Priorität. Diese kann auch im Absetzen von Risikosubstanzen bestehen.
- Vor Absetzen oder Anpassen insb. zentralwirksamer Medikamente sollte nach einer sorgfältigen Medikamentenanamnese und Klärung der Indikation unbedingt Rücksprache mit den behandelnden Kolleg*innen aus Neurologie bzw. Psychiatrie erfolgen.

- Nicht-pharmakologischen Interventionen kommt besonderer Stellenwert zu (siehe Checkliste in ▶ Kap. 8). Falls notwendig sollte auf 1:1-Betreuung zurückgegriffen werden, um physische oder pharmakologische Fixierungen zu vermeiden.
- Pharmakologische Strategien sollten zurückhaltend und nur bei psychomotorischer Unruhe, Angst, Halluzinationen oder beeinträchtigendem Wahnerleben eingesetzt werden. Eine präventive pharmakologische Therapie wird nicht empfohlen. Allenfalls Melatonin kann zur Stabilisierung des Tag-Nacht-Rhythmus erwogen werden. Benzodiazepine sollen aufgrund ihrer Delirogenität nur im besonderen Ausnahmefall zum Einsatz kommen.
- Bei Einsatz von Psychopharmaka gilt: »start low, go slow« (▶ Tab. 11.2).

Tab. 11.2: Symptomatische Pharmakotherapie des Delirs im Alter: Anhaltspunkte zur Dosierung (flss. = flüssig)

Substanz	Darreichungsformen	Startdosis (mg)	Steigerung tägl. um (mg)	Tagesdosis (mg)	Zulassung
Haloperidol	p. o. Tbl. & flss., i. m.	1–2 × 0,5	0,5	0,5–2	Delir
Risperidon	p. o. Tbl. & flss	1–2 × 0,25–0,5	0,5	0,5–1	off-label
Quetiapin unret.	p. o. Tbl.	1–2 × 12,5–25	25	50–100	off-label
Aripiprazol	p. o. Tbl. & flss., i. m.	1 × 2,5	2,5	5–7,5	off-label
Pipamperon	p. o. Tbl. & flss.	1–2 × 20	2 × 20	60–120	Erregungszustände

Tab. 11.2: Symptomatische Pharmakotherapie des Delirs im Alter: Anhaltspunkte zur Dosierung (flss. = flüssig) – Fortsetzung

Substanz	Darreichungsformen	Startdosis (mg)	Steigerung tägl. um (mg)	Tagesdosis (mg)	Zulassung
Melperon	p. o. Tbl. & flss.	1–2 × 25–50	2 × 25	50–150	Erregungszustände

> **Exkurs: Einwilligungsfähigkeit und Eilbetreuung**
>
> Die Fähigkeit, in ärztliche Maßnahmen wirksam einzuwilligen (Einwilligungsfähigkeit), wird anhand der folgenden vier Kriterien beurteilt:
>
> - *Verständnis:* Kann die Person die gegebenen Informationen verstehen?
> - *Verarbeitung:* Was hat die Person von der Aufklärung tatsächlich verstanden?
> - *Bewertung:* Wie ordnet die Person die medizinischen Vorschläge in ihre konkrete Lebenssituation ein?
> - *Bestimmbarkeit des Willens:* Welche Schlüsse kann die Person daraus ziehen und kann sie eine eindeutige Willenserklärung klar formulieren?
>
> Die Symptomatik des Delirs geht beinahe regelhaft mit einer vorübergehend aufgehobenen Einwilligungsfähigkeit einher. Zur Aufklärung und Einwilligung in ärztliche Maßnahmen bedarf es daher einer gültigen rechtlichen Stellvertretung in Form von einem oder einer Bevollmächtigten, einer Ehegattennotvertretung oder einer gesetzlichen Betreuung. Ist diese nicht vorhanden, sollte – ggf. nach Einholen eines psychiatrischen Konsils zur Be-

urteilung der Einwilligungsfähigkeit – rasch eine Eilbetreuung beim zuständigen Amtsgericht angeregt werden.

Merke

Bis zu 30% der Delirien bei Hochbetagten bleiben unerkannt. Daher wird der routinemäßige Einsatz von Screening-Instrumenten wie CAM, 4AT/AMT4 oder NuDESC empfohlen.

Zu den typischen Delirursachen in der Geriatrie gehören Harnwegsinfekte, Pneumonien, Operationen, Exsikkose, Harnverhalte, Schmerzen und ungeeignete oder falsch dosierte Medikamente, insb. solche mit anticholinergen, dopaminergen oder sedierenden Eigenschaften.

Das Absetzen von Medikamenten kann die entscheidende therapeutische Maßnahme sein, weshalb Hilfsmittel wie die FORTA-Liste herangezogen werden sollten.

Eine wichtige Differentialdiagnose ist die Lewy-Körperchen-Demenz.

Pharmakologische Strategien sollten zurückhaltend und nur bei psychomotorischer Unruhe, Angst, Halluzinationen eingesetzt werden. Es gilt: »start low, go slow«.

11.4.3 Literatur

AWMF. (2021). S3-Leitlinie »Hausärztliche Leitlinie Multimedikation«, AWMF-Register Nr. 053–043.

AWMF. (2025). S3-Leitlinie Delir im höheren Lebensalter – Eine transsektoral umsetzbare, interdisziplinär-interprofessionelle Leitlinie zu Delir-Prävention, -Diagnostik und –Therapie beim alten Menschen, AWMF-Register Nr. 109–001

Inouye, S. K., Westendorp, R. G., Saczynski, J. S. (2014). Delirium in elderly people. *Lancet*, *383*(9920), 911–922. https://doi.org/10.1016/s0140-6736(13)60688-1

Hewer, W. (2018). Delir beim alten Menschen. *PSYCH up2date*, *12*, 447–464. https://doi.org/10.1055/s-0043-106945

Fong, T. G., Tulebaev, S. R., Inouye, S. K. (2009). Delirium in Elderly Adults: Diagnosis, Prevention and Treatment. *Nature Reviews Neurology*, *5*(4), 210–220. https://doi.org/10.1038/nrneurol.2009.24

Gross, A. L., Jones, R. N., Habtemariam, D. A. et al. (2012). Delirium and long-term cognitive trajectory among persons with dementia. *Arch Intern Med*, *172*, 1–8. https://doi.org/10.1001/archinternmed.2012.3203

Hasemann, W., Tolson, D., Godwin, J. et al. (2016). A before and after study of a nurse-led comprehensive delirium management programme (DemDel) for older acute care inpatients with cognitive impairment. *Int J Nurs Stud*, *53*, 27–38. https://doi.org/10.1016/j.ijnurstu.2015.08.003

Morandi, A., Grossi, E., Lucchi, E., Zambon, A., Faraci, B., Severgnini, J., MacLullich, A., Smith, H., Pandharipande, P., Rizzini, A., Galeazzi, M., Massariello, F., Corradi, S., Raccichini, A., Scrimieri, A., Morichi, V., Gentile, S., Lucchini, F., Pecorella, L., Mossello, E., … Bellelli, G. (2021). The 4-DSD: A New Tool to Assess Delirium Superimposed on Moderate to Severe Dementia. *Journal of the American Medical Directors Association*, *22*(7), 1535–1542.e3. https://doi.org/10.1016/j.jamda.2021.02.029

Shenkin, S. D., Fox, C., Godfrey, M. et al. (2019). Delirium detection in older acute medical inpatients: a multicentre prospective comparative diagnostic test accuracy study of the 4AT and the confusion assessment method. *BMC Med*, *17*(1), 138. https://doi.org/10.1186/s12916-019-1367-9

11.5 Delir bei Parkinson

unter Mitarbeit von Georg Ebersbach

Die Parkinson-Krankheit (PK) ist ein unabhängiger Risikofaktor für die Entwicklung eines Delirs (Lawson et al., 2019). Das Delir im Rahmen der PK stellt eine bedrohliche Komplikation dar, die mit einem hohen Risiko für eine langanhaltende Verschlechterungen der Motorik, der vegetativen Funktionen und der Psychopathologie einhergeht (Gerakios et al., 2024). Während des Delirs kann es zu einer Zunahme der motorischen Symptome und einem verminderten Ansprechen auf dopaminerge Medikamente kommen. Bislang gibt es nur unzureichende Kenntnisse über Prävalenz, Häufigkeit,

Verlauf und Prognose. Es fehlen auch klinische Studien, aus denen sich Empfehlungen für ein evidenzbasiertes Management des Delirs bei Parkinson ableiten lassen (Franke & Ebersbach, 2020).

11.5.1 Diagnostik

- Die Diagnose des Delirs bei PK und Ermittlung potenziell auslösender Faktoren erfolgt grundsätzlich entsprechend den allgemeinen Prinzipien.
- Parkinson-immanente und Delir-Symptome müssen differenziert werden (Daniels et al., 2024):
  - DD eines hypoaktiven Delirs sind Hypokinese, Apathie, Bradyphrenie und exzessive Tagesmüdigkeit.
  DD eines hyperaktiven Delirs sind innere Unruhe, Schlaflosigkeit und schlafbezogene Verhaltensstörungen.
  - Nützlich zur Differenzierung sind häufig Fremdanamnese und Protokolle über motorische und nichtmotorische Symptome.
- Eine weitere mögliche Ursache sind Nebenwirkungen der Antiparkinson-Therapie: z. B. psychomotorische Unruhe, (meist visuelle) Halluzinationen, Verwirrtheit, Wahn und autonome Störungen.

Verhaltensstörungen und Schwankungen der Vigilanz sind besonders häufig bei der Demenz mit Lewy-Körperchen. Hier ist eine Abgrenzung einer einzelnen Delirepisode besonders herausfordernd.

11.5.2 Prävention und Behandlung

- Prävention und Behandlung des Delirs bei PK orientieren sich an den allgemeinen Prinzipien (siehe ▶ Kap. 5 und ▶ Kap. 8). Eine symptomorientierte Behandlung kann aber nur mit Quetiapin oder ggf. Clozapin erfolgen.
- Kognitive Defizite sind bei der PK häufig und potenzielle Risikofaktoren für ein Delir.
- Verminderte Fähigkeit zum Coping mit unerwarteten Situationen, reduzierte Stresstoleranz, und verlangsamte kognitive Verarbeitung spielen eine wichtige Rolle, sodass Ortswechsel, Verän-

derungen der Betreuungspersonen oder Zimmernachbarn und unruhige/unübersichtliche Umgebung besonders belastend und potenziell delirogen wirken können.
- In gesteigertem Maß gilt dies für Betroffene mit Parkinson-Demenz, bei denen eine Hospitalisierung nach Möglichkeit vermieden werden sollte.
- Ist eine Krankenhausbehandlung unumgänglich, sollte erwogen werden, eine vertraute Begleitperson mit aufzunehmen (erfolgt dies aus medizinischen Gründen, müssen die Krankenkassen die Kosten hierfür tragen).

Spezifische Konsequenzen ergeben sich für die Pharmakotherapie, wobei sowohl eine Anpassung der Antiparkinson-Medikamente als auch Besonderheiten der Begleittherapie zu beachten sind.

Tab.11.3: Pragmatisches pharmakologisches Management des Delirs bei Parkinson (modifiziert nach Franke & Ebersbach, 2019)

Ratio	Medikation	Kommentare
Behandlung auslösender Faktoren	Antibiotika Analgetika	delirogene Substanzen vermeiden (z.B. Opiate, Fluorchinolone etc.)
Delirogene Medikamente in dieser Reihenfolge absetzen	1. Anticholinergika* 2. Amantadin* 3. Selegilin 4. Dopamin-Agonisten* 5. andere MAO-B-Inhibitoren; COMT-Inhibitoren 6. Levodopa*	Ausschleichen statt abrupten Absetzens wird empfohlen bei mit * markierten Medikamenten; keine ausreichende Datenlage, um das delirogene Potenzial der unter 4. und 5. genannten Substanzen zu differenzieren
andere delirogene Medikamente abset-	überprüfen von Analgetika, Antidepressiva, urologischen An-	Skalen zur Risikoabstufung verfügbar (z.B. PRISCUS-Liste)

Tab. 11.3: Pragmatisches pharmakologisches Management des Delirs bei Parkinson (modifiziert nach Franke & Ebersbach, 2019) – Fortsetzung

Ratio	Medikation	Kommentare
zen, siehe Medication Review in ▶ Kap. 7	ticholinergika, Antibiotika, Glucocorticoiden etc.	
Antipsychotika	Quetiapin 12,5 mg–100 mg + Clozapin 6,25 mg–50 mg *	andere Antipsychotika wegen anti-dopaminerger Wirkung kontraindiziert + off-label * CAVE: zentrale anticholinerge Effekte bei höheren Dosen
Hypoaktives Delir mit Zunahme der Parkinson-Symptomatik	Levodopa-Dosis anpassen	CAVE: Agitation, Verwirrtheit, Exazerbation psychotischer Symptome
nächtliche Verwirrtheit	Clonazepam 0,5 mg–4 mg zur Nacht	nur wenn eine REM-Schlafverhaltensstörung vermutet wird
Schlaf-Wach-Zyklus	Melatonin 2 mg–5 mg zur Nacht	Wirksamkeit nicht bewiesen

> **Merke**
>
> PK-Betroffene haben ein erhöhtes Delirrisiko, insbesondere dann, wenn kognitive Einschränkungen bestehen.
>
> Bei der PK besteht die Herausforderung darin, Parkinson-immanente Symptome von denen eines Delirs zu differenzieren.
>
> PK-Betroffene mit Delir sollten außer Clozapin (CAVE: BB-Kontrollen) oder Quetiapin keine Neuroleptika erhalten.

11.5.3 Literatur

Daniels, C., Rodriguez-Antiguedad, J., Jentschke, E. et al. (2024). Cognitive disorders in advanced Parkinson's disease: challenges in the diagnosis of delirium. *Neurol Res Pract.*, 6(1), 14. https://doi.org/10.1186/s42466-024-00309-4

Franke, C., & Ebersbach, G. (2020). Delirium in idiopathic Parkinson's disease. *Nervenarzt*, 91(2), 107–113. https://doi.org/10.1016/j.parkreldis.2018.09.025

Gerakios, F., Yarnall, A. J., Bate, G. et al. (2024). Delirium is more common and associated with worse outcomes in Parkinson's disease compared to older adult controls: results of two prospective longitudinal cohort studies. *Age Ageing*, 53(3). https://doi.org/10.1093/ageing/afae046

Lawson, R. A., McDonald, C., Burn, D. J. (2019). Defining delirium in idiopathic Parkinson's disease: A systematic review. Parkinsonism *Relat Disord*, 64, 29–39. https://doi.org/10.1016/j.parkreldis.2018.09.025

11.6 Delir im Pflegeheim

unter Mitarbeit von Vincent Molitor, Johanna Seiters und Rebecca Palm

Bewohner*innen von Pflegeheimen sind besonders vulnerabel ein Delir zu entwickeln, denn sie sind häufig hochbetagt, leiden unter kognitiven Beeinträchtigungen und nehmen eine Vielzahl unterschiedlicher Medikamente ein (Komici et al., 2022). Vor dem Hintergrund, dass viele Bewohner*innen im Pflegeheim von einer Demenz betroffen sind und die Abgrenzung des Delirs als Herausforderung gilt, bedarf das Thema hier einer besonderen Aufmerksamkeit (Bellelli et al., 2024).

International werden Prävalenzschätzungen zum Delir in Pflegeheimen zwischen 1,4 % und 70,0 % angegeben (de Lange et al., 2013). Für Deutschland gibt es derzeit noch keine Zahlen.

11.6.1 Diagnostik

- Das Pflegepersonal in Pflegeeinrichtungen kennt die Bewohner*innen über einen längeren Zeitraum und kann plötzlich auftretende Verhaltensänderungen identifizieren. Pflegefachpersonen und Pflegeassistent*innen sollten sich täglich fragen: *Besteht eine plötzlich aufgetretene Veränderung im Verhalten des oder der Bewohner*in?* Es ist sinnvoll, auch Angehörige des oder der betroffenen Bewohner*in einzubeziehen. Aktuell sind in Pflegeeinrichtungen Instrumente zur Erfassung eines Delirs nicht regelhaft implementiert. International hat sich die 4AT zur Anwendung in Pflegeheimen bei geriatrischer Klientel bewährt. Das Instrument ist schnell anwendbar und wurde auch in Pflegeeinrichtungen validiert. Auf der Webseite https://www.the4at.com/ können hierzu Anwendungsbeispiele eingesehen werden (Fedecostante et al., 2024).
- Wird ein Delir bei einem oder einer Bewohner*in einer Pflegeeinrichtung erkannt, gilt es, in Zusammenarbeit mit den Ärzt*innen nach der Ursache zu suchen und diese zu beheben. Häufige Ursachen in diesem Setting sind Infektionen und Medikation (Perez-Ros et al., 2018).
- Zudem tritt ein Delir in Pflegeeinrichtungen häufig nach einer Entlassung aus dem Krankenhaus auf (Kosar et al., 2017).

11.6.2 Prävention und Behandlung

- Validierte Präventionskonzepte für Pflegeheime existieren noch nicht (Boockvar et al., 2020).
- In der NICE-Leitlinie 2023 wird empfohlen, dass neben allgemein bekannten Präventionsmaßnahmen in Pflegeeinrichtungen besonders die folgenden Maßnahmen hervorzuheben sind: Reorientierung, Medikamentenreviews sowie die Förderung eines ausgeglichenen Flüssigkeitshaushaltes und des Schlaf-Wach-Rhythmus.

> **Merke**
>
> Bewohner*innen von Pflegeheimen sind besonders anfällig für ein Delir.
>
> Pflegefachpersonen und Pflegeassistent*innen spielen bei der Früherkennung eines Delirs durch die Beobachtung plötzlicher Verhaltensänderungen eine Schlüsselrolle. Auch Angehörige sollten in die Früherkennung eines Delirs einbezogen werden.
>
> Präventionsmaßnahmen wie Reorientierung, Medikamentenüberprüfung, ausreichende Flüssigkeitszufuhr und Förderung des Schlaf-Wach-Rhythmus werden empfohlen, spezifische Präventionskonzepte für Pflegeheime fehlen jedoch.

11.6.3 Literatur

Bellelli, G., Ornago, A. M., & Cherubini, A. (2024). Delirium in long-term care and the myth of Proteus. *J Am Geriatr Soc*, 72(4), 988–992. https://doi.org/10.1111/jgs.18780

Boockvar, K. S., Judon, K. M., Eimicke, J. P. et al. (2020). Hospital Elder Life Program in Long-Term Care (HELP-LTC): A Cluster Randomized Controlled Trial. *J Am Geriatr Soc*, 68(10), 2329–2335. https://doi.org/10.1111/jgs.16695

de Lange, E., Verhaak, P. F., & van der Meer, K. (2013). Prevalence, presentation and prognosis of delirium in older people in the population, at home and in long term care: a review. *Int J Geriatr Psychiatry*, 28(2), 127–134. https://doi.org/10.1002/gps.3814

Fedecostante, M., Balietti, P., Di Santo, S. G. et al. (2024). Delirium in nursing home residents: is there a role of antidepressants? A cross sectional study. *BMC Geriatr*, 24, 767. https://doi.org/10.1186/s12877-024-05360-z

Komici, K., Guerra, G., Addona, F. et al. (2022). Delirium in Nursing Home Residents: A Narrative Review. *Healthcare (Basel)*, 10(8). https://doi.org/10.3390/healthcare10081544

Kosar, C. M., Thomas, K. S., Inouye, S. K. et al. (2017). Delirium During Postacute Nursing Home Admission and Risk for Adverse Outcomes. *J Am Geriatr Soc*, 65(7), 1470–1475. https://doi.org/10.1111/jgs.14823

National Institute for Health and Care Excellence: Guidelines. (2023). Delirium: prevention, diagnosis and management in hospital and long-term care. In Delirium: prevention, diagnosis and management in hospital and long-term care. https://www.ncbi.nlm.nih.gov/pubmed/31971702

Perez-Ros, P., Martinez-Arnau, F. M., Baixauli-Alacreu, S. et al. (2018). A Predictive Model of the Prevalence of Delirium in Elderly Subjects Admitted to Nursing Homes. *Endocr Metab Immune Disord Drug Targets*, *18*(4), 355–361. https://doi.org/10.2174/1871530317666171120152048https://doi.org/10.2174/1871530317666171120152048

11.7 Delir in palliativen Settings

unter Mitarbeit von Thomas Dreher

Die Prävalenz des Delirs nimmt zu, je näher das Lebensende kommt, und wird in den letzten Lebenstagen mit bis zu 88 % angegeben (Hosie et al., 2013). Präventive Maßnahmen, Screening und Therapie reversibler Ursachen sowie eine regelmäßige Schulung aller Behandelnden sind daher auch hier essenziell.

Besonders relevant sind in palliativen Settings psychosoziale Stressoren, denn sie können neben medizinischen Ursachen für das Delir am Lebensende eine Rolle spielen. Hierzu zählen beispielsweise die Angst vor Schmerzen, Luftnot, einer Verschlechterung der Symptome, vor dem Tod selbst, oder die Sorge, anderen zur Last zu fallen. Auch religiöse oder spirituelle Überlegungen und existentielle Fragen des Lebens können Stress auslösen. Hier ist es ratsam, Copingstrategien aus der Vergangenheit zu erfragen und frühzeitig das Angebot einer religiösen, spirituellen oder psychologischen Begleitung zu machen.

11.7.1 Diagnostik

- Diagnostische Schritte zur ätiologischen Zuordnung eines Delirs sollten abhängig von möglichen therapeutischen Konsequenzen und der Lebenserwartung der Betroffenen erfolgen.

- Insbesondere in den letzten Lebenstagen ist das Delir schwer von terminaler Angst und Agitation zu unterscheiden. Inwieweit häufig auftretende Wachvisionen, Traumvisionen und Halluzinationen (»Sterbebettvisionen«) Teil des natürlichen Sterbeprozesses sind, wird kritisch diskutiert (Kerr et al., 2014).
- Wenn der Todeseintritt innerhalb von Tagen erwartbar ist, verschieben sich die Prioritäten und es sollte im Sinne der Betroffenen auf belastende diagnostische Maßnahmen verzichtet werden.
- Die begleitenden Angehörigen über Entstehung, Therapie und Prognose des Delirs aufzuklären ist von zentraler Bedeutung für den Sterbeprozess, da sich diese Informationen auf Annahme und Atmosphäre auswirken. Möglichkeiten der Mithilfe durch die Angehörigen (Anwesenheit, bestärkende Kommunikation, Massage, Mundpflege etc.) nehmen die Ohnmacht und eröffnen ihnen eine Handlungsstrategie als Helfende im Abschied (Agar & Bush, 2020).

11.7.2 Prävention und Behandlung

- Wie auch in nichtpalliativen Settings sollten bei Vorhandensein eines Delirs und zur Prävention desselben (mögliche) Auslöser wie Schmerz, Atemnot, Angst, Obstipation, Harnverhalt etc. identifiziert und gelindert werden.
- Es sollte frühzeitig das Gespräch über die Möglichkeit einer kontinuierlichen (s. c.) Morphingabe bei Schmerz, Angst und/oder Luftnot zur bedarfsadaptierten Symptomlinderung gesucht werden.
- Solange Schlucken möglich ist und diese gut vertragen wird, sollte eine Umstellung indizierter ZNS-wirksamer Medikation vermieden werden, um Absetzphänomene und Symptomverschlechterung zu verhindern.
- Bei bereits bestehender Medikation mit Opioiden sollten als Differentialdiagnose eines deliranten Syndroms auch Nebenwirkungen derselben beachtet werden. In einem solchen Fall kann eine Opiatrotation erwogen werden. Hydromorphon und Fentanyl scheinen etwas weniger delirogen zu wirken, wobei die Datengrundlage diesbezüglich sehr eingeschränkt ist (Swart et al., 2017).

- Tritt in der Sterbephase ein hyperaktives Delir mit medikamentöser Behandlungsindikation auf, wird primär der Einsatz von Haloperidol, auch subkutan, und bei ungenügender Wirkung niedrigpotente Antipsychotika in Kombination mit Benzodiazepinen empfohlen (S3-Leitlinie Palliativmedizin, 2021).
- Benzodiazepine allein werden zur Behandlung des Delirs auch in palliativen Settings nicht empfohlen.
- Das therapieresistente hyperaktive Delir ist noch vor Schmerz, Luftnot und Angst die häufigste Indikation für eine gezielte Sedierung zur Symptomkontrolle (Arantzamendi et al., 2021). Diese wird kontrovers diskutiert und sollte nur nach vorherigem Einholen der Zustimmung der Betroffenen und Angehörigen als gemeinsam getragenes Konzept erfolgen (Oechsle et al., 2024). Zielführender ist of die s. c.-Behandlung mit Haloperidol, z. B. 2 × 0,5 mg der i. m.-Präparation.
- Bei Uneinigkeiten im Team bzgl. des weiteren Behandlungsziels kann eine multiprofessionell besetzte Ethikberatung sinnvoll sein.
- Der beste Ort zur palliativen Versorgung soll zusammen mit Betroffenen und Angehörigen besprochen werden. Ggf. kann die Verlegung auf eine Palliativstation oder die Entlassung nach Hause mit spezieller ambulanter Palliativversorgung als zusätzliche Möglichkeit der Reizabschirmung in Betracht gezogen werden.

> **Merke**
>
> Noch mehr als in anderen Settings sollte in Palliativsituationen die Lebensqualität der Betroffenen im Vordergrund stehen.
>
> Im Sterbeprozess selbst ist das Delir schwer von sog. Sterbebettvisionen zu unterscheiden.
>
> Die Delirdiagnostik und -therapie erfolgt angepasst an die individuelle Situation.

11.7.3 Literatur

Agar, M., Bush, S. H. (2020). Delirium at the End of Life. *Med. Clin. North Am*, *104*, 491–501. https://doi.org/10.1016/j.mcna.2020.01.006

Arantzamendi, M., Belar, A., Payne, S. et al. (2021). Clinical Aspects of Palliative Sedation in Prospective Studies. A Systematic Review. *J. Pain Symptom Manag.*, *61*, 831–844. https://doi.org/10.1016/j.jpainsymman.2020.09.022

Hosie, A., Davidson, P. M., Agar, M. et al. (2013). Delirium prevalence, incidence, and implications for screening in specialist palliative care inpatient settings: A systematic review. *Palliat. Med.*, *27*, 486–498. https://doi.org/10.1177/0269216312457214

Kerr, C. W., Donnelly, J. P., Wright, S. T. et al. (2014). End-of-Life Dreams and Visions: A Longitudinal Study of Hospice Patients' Experiences. *J. Palliat. Med*, *17*, 296–303. https://doi.org/10.1089/jpm.2013.0371

Leitlinienprogramm Onkologie (Deutsche Krebsgesellschaft, Deutsche Krebshilfe, AWMF). (2015). Palliativmedizin für Patienten mit einer nicht heilbaren Krebserkrankung, Langversion 1.1, 2015, AWMF-Registernummer: 128/001OL. Leitlinienprogramm Onkologie: Palliativmedizin (Zugriff am: 19.06.2024)

Oechsle, K., Radbruch, L., Wolf, C. et al. (2024). SOP – Palliative Sedierung. *Die Onkol.*, *30*, 70–75. https://doi.org/10.1007/s00761-022-01176-x

Swart, L. M., van der Zanden, V., Spies, P. E. et al. (2017). The Comparative Risk of Delirium with Different Opioids: A Systematic Review. *Drugs Aging*, *34*, 437–443. https://doi.org/10.1007/s40266-017-0455-9

11.8 Entzugsdelir

Das abrupte Absetzen regelmäßig eingenommener psychotroper Substanzen kann Entzugssymptome und ein Entzugsdelir auslösen. Im klinischen Alltag betrifft beides am häufigsten Alkohol und Benzodiazepine, weshalb diese immer aktiv erfragt werden sollten. Etwa 5 % aller Alkoholentzüge im Krankenhaus gehen mit einem Delir einher, von den Patient*innen mit Alkoholentzugsdelir sterben bis zu 1 % (Shaw et al., 1998). Dies unterstreicht die Bedeutung der Prävention eines Entzugsdelirs. Ein Entzug darf in keinem Setting unerkannt bleiben und erfordert immer konsequente Behandlung im multiprofessionellen Team, ggf. unter Einbeziehung psychiatrischer Expertise.

Das Delir im Rahmen eines Entzugs unterscheidet sich von anderen Delirien im Wesentlichen durch die mitunter ausgeprägte vegetative Begleitsymptomatik (Extremfall: Delirium tremens), dennoch sollte immer eine sorgfältige Differentialdiagnostik bzgl. anderer Delirursachen erfolgen.

11.8.1 Prävention und Diagnostik

- Erkennen von typischen Risikosituationen, welche mit plötzlicher Unterbrechung des Substanzkonsums einhergehen können: elektive/notfallmäßige Behandlungen, bei denen Substanzkonsum verschwiegen bzw. nicht erfragt wird; ITS-Aufenthalte, bei denen keine Anamnese erhoben werden kann; länger dauernde Rettungsstellenaufenthalte
- Entzugsdelirien sollen durch strukturierte Maßnahmen wie Schulung von Personal und Anwendung von Risikoeinschätzungen und frühzeitige Therapie eines Entzugssyndroms verhindert werden (Clinical Pathway »Alkoholdelir« der DGN[2]/S3-Leitlinie »Alkoholbezogene Störungen«[3]).

Risikoeinschätzung anhand von Substanzklasse, Konsummuster, Vorgeschichte und Symptomatik

- Hohes Risiko:
  - Alkohol, Benzodiazepine, Gammahydroxybutyrat (GHB)/Gammybutyrolacton (GBL)
  - hochdosierter und hochfrequenter Konsum
  - Delirien oder schwere vegetative Entzugssymptome in der Anamnese

---

2 https://register.awmf.org/assets/guidelines/030_D_Ges_fuer_Neurologie/030-006cp-S1_Delir-und-Verwirrtheitszustaende-Alkoholentzugsdelir_2021-01.pdf

3 https://register.awmf.org/de/leitlinien/detail/076-001

- bereits vorliegende Entzugssymptome: je ausgeprägter die Entzugssymptomatik, desto höher das Risiko für Komplikationen wie Delir
- Entzugssymptome bereits unter noch hohem Spiegel, d. h. bei Alkohol > 1 ‰ Atemalkohol
- bekannte allgemeine Risikofaktoren für ein Delir
- Geringes/kein Risiko:
  - Opioide, Cannabis, Stimulanzien, Halluzinogene

Substanzspezifische Aspekte – Alkohol

- höchstes Risiko für ein Delir innerhalb der ersten 72 Stunden des Entzugs
- Score-basierte Früheinschätzung etwaiger Entzugssymptomatik, z. B. mittels AES-Skala (Wetterling et al. 1995) oder CIWA-AR (Sullivan et al. 1989); der Rest des Kapitels orientiert sich am Einsatz der AES.
- Alle Patient*innen mit Alkoholabhängigkeit erhalten Thiamin 2 × 100 mg p. o. zur Prophylaxe für die Dauer des Entzugs, alle Patient*innen mit neurologischen Auffälligkeiten, Schluckstörungen, Erbrechen oder notwendiger i. v.-Glukosegabe erhalten mind. 3 × 250 mg i. v. für mind. drei Tage (immer *vor* Gabe von Glukose) und alle Patient*innen mit (V. a.) Wernicke-Enzephalopathie erhalten 3 × 500 mg i. v. für mind. drei Tage, dann weiter mindestens 100 mg p. o.

Substanzspezifische Aspekte – Benzodiazepine

- Ein Delir kann bei Benzodiazepinabhängigkeit abhängig von der Halbwertzeit der Substanz auch mit Verzögerung von einigen Tage auftreten.
- Auch verordnungsgemäße Einnahme kann bei abruptem Absetzen ein Delir nach sich ziehen.

Substanzspezifische Aspekte – Gammahydroxybutyrat (GHB)/Gammybutyrolacton (GBL)

- Ein GHB/GBL-Entzugssyndrom entwickelt sich innerhalb weniger Stunden (1–3 h) und geht unbehandelt regelhaft mit schwerer vegetativer Entgleisung bis hin zum Tod einher. Daher sollten GHB/GBL-abhängige Patient*innen stets ohne Zeitverzögerung behandelt werden.

Eine *differenzialdiagnostische Abklärung* ist zwingend erforderlich (siehe ▶ Kap. 6.1). Neben den üblichen Delirursachen sind folgende spezifische Diagnosen zu berücksichtigen:

- Hepatische Enzephalopathie
- Wernicke-Enzephalopathie
- Korsakow-Syndrom
- Alkoholhalluzinose

11.8.2 Behandlung

Eine frühzeitige Behandlung des Entzugssyndroms ist zugleich die Prävention eines Entzugsdelirs. Neben den allgemeinen therapeutischen Prinzipien der Delirbehandlung (siehe ▶ Kap. 8) gibt es einige substanzspezifische Aspekte zu berücksichtigen:

Behandlung von Alkoholentzugssyndrom und -delir

- kontinuierliches Symptomscoring alle zwei Stunden mittels AES-Skala (oder CIWA-AR) für mindestens 24 h
- Bei Patient*innen *mit* Risikofaktoren wie Delirien oder epileptischen Anfällen im Entzug in der Anamnese: Beginn medikamentöser Therapie *ab AES ≥ 8* Punkten und < 1 ‰ Atemalkohol (AA)
- Bei Patient*innen *ohne* Risikofaktoren wie Delirien oder epileptischen Anfällen im Entzug in der Anamnese: Beginn medikamentöser Therapie *ab AES ≥ 10* Punkten und < 1 ‰ AA

- Kommt der oder die Patient*in nie über 10 Punkte in der AES, wird rein symptomatisch therapiert (s. u.). Bei mild ausgeprägter Symptomatik kann dann nach ca. 24 h das Scoring beendet werden.
- Bei Anamnese von epileptischen Anfällen im Entzug prophylaktische antikonvulsive Therapie bis 48 h nach letzter Gabe von z. B. Diazepam, z. B. 2 × 750 mg Levetiracetam p. o.
- Benzodiazepine sowie Clomethiazol reduzieren effektiv die Schwere und Häufigkeit von Alkoholentzugssymptomen sowie die Häufigkeit schwerer Entzugskomplikationen wie Delirien und Entzugsanfällen. Die S3-Leitlinie gibt den Benzodiazepinen mit Empfehlungsgrad A den Vorrang gegenüber Clomethiazol (Grad B). Letzteres darf bei obstruktiven Lungenerkrankungen nicht eingesetzt werden. Im Delir soll in Kombination mit einem Antipsychotikum behandelt werden.
- In einem mit Entzügen erfahrenem Team kann eine symptomgesteuerte Medikationsgabe anhand der AES erfolgen, in einem unerfahrenen Team sollte ein fixes Ausschleichschema genutzt werden, z. B. *ab AES ≥ 8 bzw. 10* Punkten und < 1 ‰ AA:
    - Tag 1: Diazepam 10–10–10–10 mg p. o.
    - Tag 2: Diazepam 9–9–9–9 mg p. o.
    - Tag 3: Diazepam 8–8–8–8 mg p. o.
    - usw.
    - Bei starken Entzugssymptomen kann langsamer, bei milden schneller reduziert werden.
- Bei älteren Patient*innen sind kürzer Wirksame Benzodiazepine wie Oxazepam oder Lorazepam zu bevorzugen.
- Keine bedarfsweisen Gaben von Diazepam während des Entzugs!
- Clonidin 6 × 75 µg p. o. bei Bluthochdruck (> 180/100 mmHg)

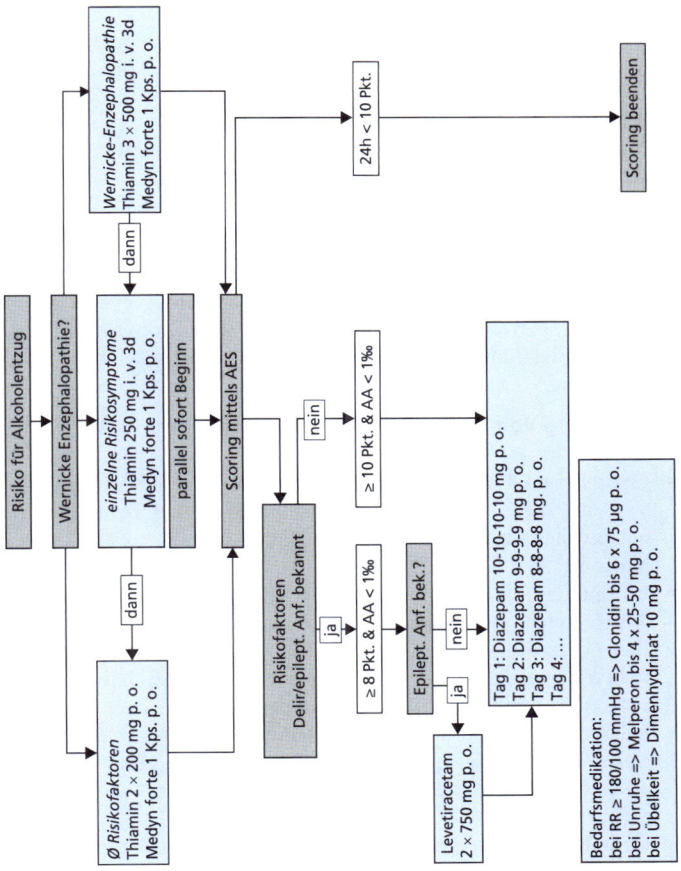

Abb. 11.1: Strukturierte Behandlung des Alkoholentzugs

- Haloperidol 1 × 3(–5) mg p. o. bei Agitation und Halluzinationen, keine prophylaktische Gabe! i.v.-Gabe nur unter kontinuierlichem Monitoring.

- Elektrolytstörungen langsam korrigieren, besonders Natrium, um Demyelinisierungssyndrome zu vermeiden (siehe ▶ Kap. 8)
- Substitution von Vitaminen: Niacin 200 µg/d p. o., Folsäure 5 mg/d p. o., Cyanocobalamin 300 µg/d p. o., Pyridoxin 25 µg/d p. o. für die Dauer des Entzugs
- Nur wenn absolut unvermeidbar: Fixierung; dann auch Thromboseprophylaxe bedenken.

Behandlung von Benzodiazepinentzugssyndrom und -delir

- Immer festes Ausschleichschema mit einem länger wirksamen (> 24 h) Benzodiazepin wie Diazepam oder Bromazepam, das keine aktiven Metaboliten hat, keine bedarfsweisen Gaben.

Behandlung von GHB/GBL-Entzugssyndrom und -delir

- Entzug von GHB/GBL sollte zwingend auf einer ITS erfolgen – es sei denn, die Klinik hat ein damit sehr erfahrenes Team, das ein entsprechendes Procedere für die Normalstation vorhält (Junghanss & Wetterling, 2016).
- Im Entzug und Delir sind schwerste vegetative Entgleisungen die Regel, welche symptomatisch behandelt werden müssen.
- Benzodiazepine müssen unter Umständen schrittweise auf sehr hohen Dosen gesteigert werden, können jedoch oft delirante und vegetative Symptome nur unzureichend bessern.
- Behandlung des Entzugssyndroms mit GHB hat gegenüber der Gabe von Benzodiazepinen große Vorteile in Bezug auf Delirrisiko und Mortalität, sollte jedoch nur von erfahrenen Teams durchgeführt werden.
- Delirante sowie vegetative Symptome können u. U. durch intravenöse oder orale Aufdosierung von GHB coupiert werden. Die Gabe von Antipsychotika ist nicht zielführend.
- Zur Entzugsbehandlung kann z. B. Xyrem® oder Somsanit® (GHB) per os eingesetzt werden. 1 ml des von Patient*innen meist konsumierten »straßenüblichen« GBL entspricht etwa 4 ml Somsanit®. Die Startdosis Somsanit® muss auf Basis der üblichen Konsummenge errechnet werden. In der klinischen Erfahrung ist

selten mehr als 15 ml = 3.000 mg Somsanit® pro Gabe notwendig! Es erfolgen dann etwa zweistündliche Gaben von Somsanit per os. Täglich kann um 1 ml Somsanit pro Gabe reduziert werden.

Nachsorge: Nach der Akutbehandlung sollte eine sog. Qualifizierte Entzugsbehandlung in der Psychiatrie angeboten, alternativ zumindest der Kontakt zu einer Suchtberatungsstelle hergestellt werden.

> **Merke**
>
> - Substanzkonsum, v. a. Alkohol, immer gezielt erfragen, Alkoholgabe zur Delirprävention strikt vermeiden
> - Hohes Entzugsdelir-Risiko bei Alkohol, Benzodiazepinen, GHB/GBL, hochdosiertem Konsum, Delir-Anamnese
> - Entzugsdelir mit hohem Risiko vegetativer Entgleisung, potenziell lebensbedrohlich
> - Scores wie AES oder CIWA-AR im Alkoholentzug bewährt, stationsübergreifend einsetzbar
> - Alkohol- und Benzodiazepinentzug symptomatisch mit scorebasiertem Benzodiazepin-Ausschleichschema behandelbar

11.8.3 Literatur

AWMF. (2020a). S3-Leitlinie »Screening, Diagnose und Behandlung alkoholbezogener Störungen«. AWMF-Register Nr. 076–001.

AWMF. (2020b). S1-Leitlinie »Delir und Verwirrtheitszustände inklusive Alkoholentzugsdelir«, AWMF-Register Nr. 030–006.

Junghanns, K., & Wetterling, T. (2016). Der komplizierte Alkoholentzug: Grand-Mal-Anfälle, Delir und Wernicke-Enzephalopathie. *PSYCH up2date*, *10*(06), 443–458. http://dx.doi.org/10.1055/s-0042-115297

Köhne, S., Proskynitopoulos, P. J., Glahn, A. (2024). Die Entzugsbehandlung von Gamma-Hydroxybuttersäure (GHB) im stationären Setting. *PSYCH up2date*, *18*, 133–145. https://doi.org/10.1055/a-2152-8268

Wetterling, T., Weber, B., Depfenhart, M. et al. (2006). Development of a rating scale to predict the severity of alcohol withdrawal syndrome. *Alcohol Alcohol*, *41*(6), 611–615. https://doi.org/10.1093/alcalc/agl068

11.9 Delir in der Pädiatrie

unter Mitarbeit von Felix Neunhoeffer

Das pädiatrische Delir wird durch die medizinische Grunderkrankung oder Behandlungen verursacht, es entwickelt sich schnell (h–d). Im Erscheinungsbild zeigt sich ein hypoaktives, hyperaktives oder gemischtes Delir, wobei das hypoaktive und gemischte Delir das häufigste ist. Das Auftreten variiert zwischen 17–81 % und geht mit einer erhöhten Sterblichkeit sowie schlechterer kognitiver und funktioneller Entwicklung einher (Siegel et al., 2020).

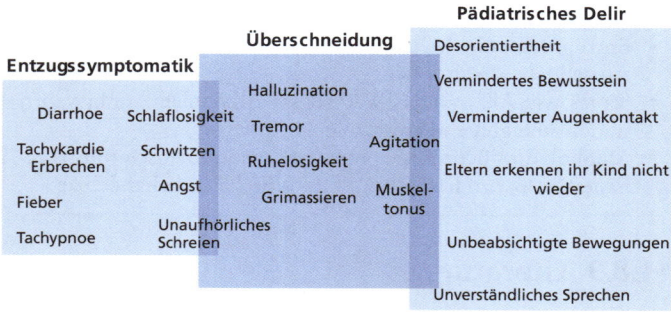

Abb. 11.2: Symptome pädiatrisches Delir (adaptiert nach Ista et al., 2023)

Risikofaktoren:

- krankheitsbedingte Faktoren: mechanische Beatmung, Benzodiazepinen, Anticholinergika
- patientenbezogene Faktoren: Entwicklungsverzögerung, Alter < zwei Jahre, Dauer des Aufenthalts auf der Intensivstation

11.9.1 Diagnostik

Für die Identifikation eines Delirs stehen unterschiedliche Instrumente zur Verfügung, die spezifisch bei Kindern eingesetzt werden können (z. B. Cornell Assessment of Pediatric Delirium (CAPD, siehe ▶ Kap. 7.9) oder der Sophia Observation withdrawal Symptoms-Scale and Pediatric Delirium (SOS-PD-Skala)).

Ein Delir bei kritisch kranken Kindern ist immer eine Ausschlussdiagnose. Bei Verdacht auf Delir (neu aufgetretenes positives Screening oder klinischer Verdacht) ist zwingend eine ärztliche Untersuchung des Kindes indiziert, mögliche andere Auslöser für die Symptome müssen ausgeschlossen oder behandelt werden (Daoud et al., 2014).

Vorgehen beim Screening zum Beispiel:

- 1 ×/Schicht retrospektiv für den Schichtverlauf
- schlechteste Symptomatik, die nicht auf einen anderen Grund zurückzuführen ist
- 2–4 h nach medikamentöser Intervention bei gesichertem Delir/Entzug
- bei Delir oder stattgehabten Delir: vierstündliches Screening

CAVE: Altersentsprechende oder individuelle »Normalzustände« beachten (Schlafrhythmus, Eindrücke der Eltern)!

11.9.2 Prävention und Behandlung

Jegliche Prophylaxe und Therapie ist unter Berücksichtigung des aktuellen Zustandes des Kindes zu treffen. Das therapeutische Ziel ist ein entspanntes, tubustolerantes und, wenn möglich, zeitweise waches Kindes zu versorgen. Die Prophylaxemaßnahmen unterscheiden sich kaum von denen der Erwachsenen, sie sind an das jeweilige Alter, den Erkrankungsstatus und auch Entwicklungsstand des Kindes zu adaptieren. Untersuchungen sollen möglichst gebündelt stattfinden und wenn möglich an die Pflegerunden gekoppelt werden bzw. die Pflegerunde sollte an notwendige Untersuchungen angeschlossen werden, um dem Kind dazwischen ausreichende Ruhephasen zu ermöglichen. Prävention und Behandlung umfassen pharma- und nichtpharmakologische Ansätze. Der Fokus liegt dabei auf Schlaf, Kognition und Aktivität (Michel et al., 2022).

Bei festgestelltem Delir sollten oben genannte nichtmedikamentöse Maßnahmen in den jeweiligen Phasen weiterhin durchgeführt werden und unbedingt Medikamenten vorgezogen werden. Priorität erhält die Therapie der auslösenden Faktoren (Schmerzen, Entzug, Sepsis, Organversagen etc.). Eine medikamentöse Therapie kann bei Agitation zum Beispiel mit Clonidin als Dauerinfusion oder Einzelgabe durchgeführt werden. Bei anhaltender Symptomatik ohne Wirksamkeit der genannten Maßnahmen kann Risperidon in Erwägung gezogen werden. Klare Empfehlungen für Indikationsstellung und Dosierung gibt es noch nicht (Turkel et al., 2014). Die Therapie ist der ärztlichen Einzelfallentscheidung vorbehalten.

> **Merke**
>
> Die Symptome variieren altersabhängig; hypoaktives und gemischtes Delir sind am häufigsten und können Tage dauern.
>
> Das pädiatrische Delir tritt auf Intensivstationen oft auf; Risikofaktoren sind Beatmung, Medikamente und lange Aufenthalte.
>
> Prävention und Behandlung umfassen pharma- und nichtpharmakologische Ansätze, fokussiert auf Schlaf, Kognition und Aktivität.

11.9.3 Literatur

Daoud, A., Duff, J. P., Joffe, A. R. et al. (2014). Diagnostic accuracy of delirium diagnosis in pediatric intensive care: a systematic review. *Critical care*, *18*(5), 489. https://doi.org/10.1186/s13054-014-0489-x

Ista, E., Traube, C., de Neef, M. et al. (2023). Factors Associated With Delirium in Children: A Systematic Review and Meta-Analysis. *Pediatr Crit Care Med*, *24*(5), 372–381. https://doi.org/10.1097/pcc.0000000000003196

Michel, J., Schepan, E., Hofbeck, M. et al. (2022). Implementation of a Delirium Bundle for Pediatric Intensive Care Patients. Front Pediatr, 10, 826259. https://doi.org/10.3389/fped.2022.826259

Siegel, E. J., & Traube, C. (2020). Pediatric delirium: epidemiology and outcomes. *Curr Opin Pediatr*, *32*(6), 743–749. https://doi.org/10.1097/mop.0000000000000960

Turkel, S. B., & Hanft, A. (2014). The pharmacologic management of delirium in children and adolescents. *Paediatr Drugs*, *16*(4), 267–274. https://doi.org/10.1007/s40272-014-0078-0

12 Zusatzmaterial zum Download

Die Zusatzmaterialien[4] können Sie unter folgendem Link herunterladen:

https://dl.kohlhammer.de/978-3-17-045396-8

---

4 Wichtiger urheberrechtlicher Hinweis: Alle zusätzlichen Materialien, die im Download-Bereich zur Verfügung gestellt werden, sind urheberrechtlich geschützt. Ihre Verwendung ist nur zum persönlichen und nichtgewerblichen Gebrauch erlaubt. Jede Verwendung außerhalb der engen Grenzen des Urheberrechts ist ohne Zustimmung des Verlags unzulässig und strafbar. Das gilt insbesondere für Vervielfältigungen, Übersetzungen, Mikroverfilmungen und für die Einspeicherung und Verarbeitung in elektronischen Systemen.

Verzeichnis der Autoren und Autorinnen

PD Dr. Robert Fleischmann, MHBA
Geschfd. Oberarzt der Klinik für Neurologie
Universitätsmedizin Greifswald
Ferdinand-Sauerbruch-Straße 1, 17475 Greifswald
robert.fleischmann@uni-greifswald.de

PD Dr. med. Dorothee Kübler-Weller
Oberärztin, Klinik für Neurologie mit Experimenteller Neurologie
Charité – Universitätsmedizin Berlin
Hindenburgdamm 30, 12203 Berlin
dorothee.kuebler@charite.de

PD Dr. Annerose Mengel
Stellv. Ärztliche Direktorin, Klinik für Neurologie, Abt. mit Schwerpunkt für neurovaskuläre Erkrankungen
Universitätsklinikum Tübingen
Hoppe-Selyer-Str. 3, 72076 Tübingen
annerose.mengel@med.uni-tuebingen.de

Dr. med. Philip Stötzner
Oberarzt, Leitung Gerontopsychiatrisches Zentrum
Psychiatrische Universitätsklinik der Charité im St. Hedwig Krankenhaus
Große Hamburger Str. 5–11, 10115 Berlin
philip.stoetzner@charite.de

Max Zilezinski M. Sc., GuK
Gesundheits- und Pflegewissenschaftler, Wissenschaftlicher Mitarbeiter am Institut für Klinische Pflegewissenschaft
Charité – Universitätsmedizin Berlin
Charitéplatz 1, 10117 Berlin
max.zilezinski@charite.de

Weitere Mitwirkende

Thomas Dreher
(Ev.) Klinikseelsorger am Universitätsklinikum Tübingen

Prof. Dr. Georg Ebersbach
Chefarzt des Neurologischen Fachkrankenhauses für Bewegungsstörungen/Parkinson, Beelitz

Prof. Dr. Matthias Klein
Leiter der Zentralen Notaufnahme
Klinik für Neurologie
Ludwig-Maximilian Universität München

Dr. rer. medic. Andrea Lohse
Klinische Neuropsychologin (GNP), Gerontopsychiatrische Institutsambulanz, Gedächtnissprechstunde
Psychiatrische Universitätsklinik der Charité im St. Hedwig Krankenhaus, Berlin

Vincent Molitor, M. Sc.
Wissenschaftlicher Mitarbeiter Abteilung für Pflegewissenschaft, Department für Versorgungsforschung, Oldenburg

Prof. Dr. Felix Neunhoeffer
Oberarzt
Klinik für Pädiatrie, pädiatrische Intensivmedizin
Universitätsklinikum Tübingen

Prof. Dr. Rebecca Palm
Professorin für Pflegewissenschaft am Department für Versorgungsforschung

PD Dr. Thomas Saller
Geschäftsführender Oberarzt, Leitung Anästhesie in der Orthopädie
Klinik für Anästhesiologie, LMU Klinikum, München

Johanna Seiters, M. A.
Wissenschaftliche Mitarbeiterin, Abteilung für Pflegewissenschaft, Department für Versorgungsforschung, Oldenburg

PD Dr. Christine Thomas
Ärztliche Direktorin, Klinik für Psychiatrie und Psychotherapie für Ältere, Klinikum Stuttgart

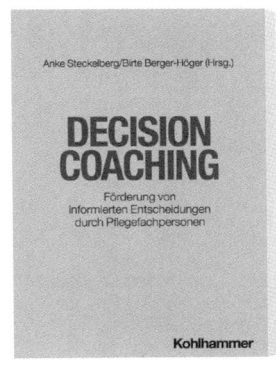

2025. 180 Seiten mit 16 Abb. und 9 Tab. Kart.
€ 44,–
ISBN 978-3-17-043669-5

Für medizinische oder pflegerische Entscheidungen stehen meistens mehrere Optionen mit unterschiedlichen Vor- und Nachteilen zur Verfügung. Menschen sind häufig unsicher, welche Option für sie die richtige ist. Um den daraus resultierenden Entscheidungskonflikten zu begegnen und informierte Entscheidungen zu ermöglichen, kann der Entscheidungsprozess durch ein Decision Coaching unterstützt werden. Dieses kann durch Pflegefachpersonen oder Angehörige anderer Gesundheitsfachberufe erfolgen.
Das Herausgeberwerk führt in das Konzept Decision Coaching ein und gibt einen Überblick zum gegenwärtigen wissenschaftlichen Erkenntnisstand sowie zur Umsetzung aus verschiedenen Perspektiven.

Auch als E-Book erhältlich.
Leseproben und weitere Informationen: **shop.kohlhammer.de**

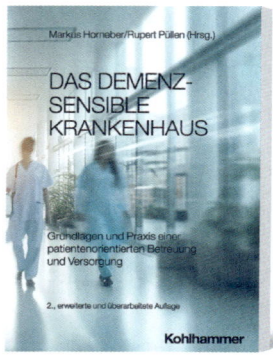

2., erw. und überarb. Auflage 2025
444 Seiten. Fester Einband
€ 79,–
ISBN 978-3-17-044655-7

Wie muss ein Krankenhaus gestaltet sein, um den Bedürfnissen von Menschen mit Demenz gerecht zu werden? In diesem Handbuch erfahren Sie gebündelt, was ein demenzsensibles Krankenhaus auszeichnet. Die hochkarätigen Autoren verbindet dabei das gemeinsame Ziel, die Situation von kognitiv beeinträchtigten Patienten zu verbessern. Aus der Praxis für die Praxis entstanden, bietet das Werk einen umfassenden Überblick anhand der Abläufe im Krankenhaus - von der Aufnahme über die Diagnostik und Behandlung bis hin zur Entlassung. Es beleuchtet ferner Aspekte wie Architektur, Raumgestaltung, Nahrung, Kommunikation u. v. m. Viele Menschen, nicht nur Ärzte und Pflegekräfte, leisten hierzu einen wichtigen Beitrag. Sie alle werden von der Lektüre profitieren. Für die 2. Auflage wurden die Kapitel aktualisiert. Ein neues Kapitel beschreibt die Erfahrungen eines Kognitionsteams bei der Etablierung eines demenzsensiblen Krankenhauses.

Auch als E-Book erhältlich.
Leseproben und weitere Informationen: **shop.kohlhammer.de**

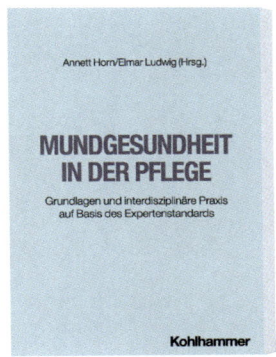

Annett Horn/Elmar Ludwig (Hrsg.)

MUNDGESUNDHEIT IN DER PFLEGE

Grundlagen und interdisziplinäre Praxis auf Basis des Expertenstandards

Kohlhammer

2025. 220 Seiten mit 35 Abb. und 11 Tab. Kart.
€ 36,–
ISBN 978-3-17-043042-6

Menschen mit pflegerischem Unterstützungsbedarf haben oftmals aufgrund ihrer körperlichen und kognitiven Einschränkungen Schwierigkeiten, die Mundhygiene selbstständig und adäquat durchzuführen. In Folge können weitreichende Probleme entstehen, die sich auf die Mundgesundheit, das Wohlbefinden und die soziale Teilhabe auswirken können. Grundlage für das vorliegende Werk ist der Expertenstandard „Förderung der Mundgesundheit in der Pflege" des Deutschen Netzwerkes für Qualitätsentwicklung in der Pflege (DNQP).
Pflegewissenschaftliche und zahnmedizinische Erkenntnisse sowie interprofessionelle Lösungsstrategien zur Förderung der Mundgesundheit bei Menschen mit pflegerischem Unterstützungsbedarf werden für die Pflege, die Zahnmedizin und andere relevante Berufsgruppen präsentiert. Settingspezifische Handlungsempfehlungen – ergänzt durch umfangreiches Zusatzmaterial – beschreiben, wie die Implementierung des Expertenstandards erfolgreich gelingen kann.

Auch als E-Book erhältlich.
Leseproben und weitere Informationen: **shop.kohlhammer.de**

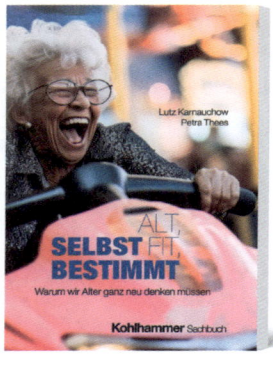

2025. 242 Seiten. Fester Einband
€ 29,–
ISBN 978-3-17-045381-4

Alter könnte so schön sein. Doch ältere Menschen werden in unserer Gesellschaft diskriminiert. Schlimmer noch, sie denken sich alt und grenzen sich selbst aus. Das hat Folgen: Krankheit und Gebrechlichkeit im Alter gelten als normal. Altenpflege folgt daher dem Prinzip „satt, sauber, trocken". Aber muss das Pflegeheim wirklich die Endstation sein? Dieses Buch stellt einen neuen Blick auf das Alter vor – und einen radikal anderen Ansatz in der Altenpflege. „Coaching statt Pflege" lautet die Formel für mehr Lebensglück im Alter. Ältere Menschen werden nicht nur versorgt, sondern systematisch gefördert. Das Ziel: ein selbstbestimmtes Leben.

Ein Aufruf zum Umdenken von zwei Pionieren der „Pflege von morgen".

Auch als E-Book erhältlich.
Leseproben und weitere Informationen: **shop.kohlhammer.de**

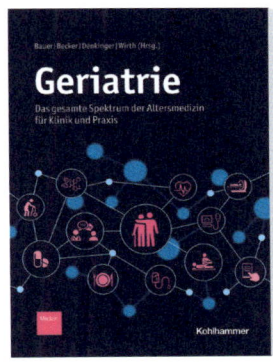

2024. 942 Seiten mit 202 Abb. und 188 Tab. Fester Einband
€ 189,–
ISBN 978-3-17-041794-6

Dieses umfassende Werk beleuchtet in über 130 Kapiteln die gesamte Palette der Erkrankungen im höheren Lebensalter und der geriatrischen Syndrome - darunter Ernährungs- und Stoffwechselstörungen, Mobilitätsstörungen, Infektionskrankheiten, Tumorerkrankungen, Herz-Kreislauf- und Gefäßerkrankungen, neurologische Erkrankungen, die verschiedenen Formen des kognitiven Abbaus sowie Sarkopenie und Frailty. Zu weiteren wesentlichen Themen gehören das funktionelle Assessment, die Polypharmazie sowie die Palliativmedizin des älteren Patienten. Das Buch vermittelt ein Verständnis von Geriatrie als interdisziplinäre und interprofessionelle Komplexitätsmedizin mit dem Anspruch, ältere Patienten bestmöglich zu behandeln und auf diese Weise ihre Lebensqualität zu erhalten oder zu verbessern. Abschließend werden biologische, epidemiologische und politische Aspekte des Alterns reflektiert. Mit einem modernen, systematischen Aufbau, zahlreichen didaktischen Elementen und anschaulichen Abbildungen setzt das Werk neue Standards für den Einsatz in Klinik und Praxis.

Auch als E-Book erhältlich.
Leseproben und weitere Informationen: **shop.kohlhammer.de**